DU COEUR,

DE SA STRUCTURE ET DE SES MOUVEMENTS.

DU COEUR,

DE SA STRUCTURE ET DE SES MOUVEMENTS;

Par M. PARCHAPPE,

Médecin en chef de l'Asile des Aliénés de la Seine-Inférieure,
Professeur de Physiologie à l'École préparatoire
de Médecine et de Pharmacie de Rouen.

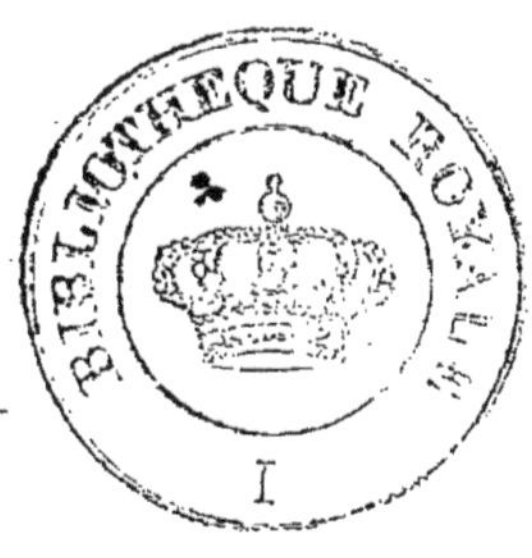

———•◦◦◦•———

A PARIS,

CHEZ **LABÉ**, LIBRAIRE DE LA FACULTÉ DE MÉDECINE,

PLACE DE L'ÉCOLE DE MÉDECINE, 4.

———

1844.

PRÉFACE.

Malgré les efforts persévérants d'une foule d'hommes éminents, pour achever l'œuvre si admirablement commencée par l'immortel Harvey, l'anatomie et la physiologie du cœur n'ont pas encore atteint le dégré de perfection que semble comporter la nature essentiellement mécanique de la fonction dévolue à l'organe central de la circulation.

La structure musculaire du cœur offre encore beaucoup de points obscurs ou litigieux, même après les travaux de Senac, de Wolf et de M. Gerdy.

Le véritable mécanisme de l'occlusion des orifices auriculo-ventriculaires n'a été soupçonné que dans ces derniers temps, par MM. Burdach [1]

[1] *Physiologie*, t. VI, p. 240.

et Bouillaud [1]; et les particularités de conformation intérieure, qui sont les conditions essentielles de ce mécanisme, n'ont encore été ni exactement appréciées, ni complétement décrites.

L'anatomie comparée, même dans le grand ouvrage de Meckel, laisse beaucoup à désirer pour les détails de la structure du cœur, surtout chez les mammifères.

Les mouvements du cœur et leurs effets sont devenus, depuis quelques années, le sujet de controverses, et l'occasion d'expérimentations, qui, sans résoudre définitivement le problême nouveau des bruits du cœur, ont jeté des doutes sur ce que les travaux de Harvey et de Haller semblaient avoir le plus solidement établi.

Appelé à me prononcer, tous les ans, sur les divers problêmes de la physiologie, dans un cours élémentaire qui m'impose le devoir de ne présenter aux élèves que ce qu'il y a de plus essentiel dans la science, c'est-à-dire, autant que possible, son dernier mot, je me suis trouvé fréquemment embarrassé du choix, entre des solutions contradictoires auxquelles ne manquaient, ni l'autorité des noms, ni l'autorité plus imposante des faits.

Dans toutes les questions douteuses, j'ai cherché à me faire une conviction propre.

C'est ainsi que je me suis trouvé entraîné, dans

[1] *Traité cliniq. des maladies du cœur*, t. 1, p. 14—95.

diverses directions, a des recherches qui, en m'é-
loignant du sujet habituel et principal de mes travaux, ont retardé l'achèvement de mon traité sur
la folie. C'est ainsi qu'à propos d'un point encore
obscur de la physiologie du cœur, l'occlusion des
orifices auriculo-ventriculaires, dont je crois avoir
saisi, mieux que mes devanciers, les conditions et
le mécanisme, j'ai été conduit à des recherches
d'anatomie qui ne sont pas sans importance, au
moins pour leur étendue.

Le travail que je publie aujourd'hui, devait se
borner à la reproduction de mes leçons, faites à
l'Ecole préparatoire de médecine de Rouen, sur
les mouvements du cœur et leurs effets; et sa
partie anatomique devait se restreindre, comme
mon enseignement, à l'exposé de la conformation
de l'appareil d'occlusion des anneaux valvulaires.
Mais, mes recherches s'étant de jour en jour
étendues à un plus grand nombre de questions,
je me suis décidé à en publier l'ensemble dans
une description complète du cœur chez l'homme,
et chez un certain nombre d'animaux.

Bien que j'aie, comme c'était mon devoir, étu-
dié les résultats des travaux antérieurs dans les
livres et dans les planches des principaux auteurs,
je dois avouer que je me suis exclusivement appuyé pour mes descriptions sur mes propres recherches.

La structure et les mouvements du cœur ne se laissent facilement reproduire à la pensée ou aux yeux, ni par le langage, ni par le dessin. C'est sur le cœur lui-même, mort ou vivant, que je prie mes lecteurs de vérifier l'exactitude des faits anatomiques ou physiologiques décrits dans cet ouvrage.

DU CŒUR,

DE SA STRUCTURE ET DE SES MOUVEMENTS.

LIVRE PREMIER.

Structure du cœur de l'homme.

Section première. — *Conformation du cœur de l'homme.*

CHAPITRE PREMIER.

Conformation extérieure en général.

Le cœur de l'homme a dans la poitrine une position doublement oblique, dont on peut faire utilement abstraction quand il s'agit d'étudier, et, surtout, de décrire sa structure au point de vue de ses fonctions mécaniques. Les rapports réciproques de ses diverses parties constituantes demeurent les mêmes dans une position quelconque de l'organe entier, et une position droite de cet organe rend ces rapports

plus faciles à déterminer rigoureusement et à décrire claire-
ment. Les membranes qui enveloppent le cœur, et qui unissent ses diverses parties, la graisse qui s'interpose en masses
variables entre ces membranes et le cœur, les vaisseaux
qui contournent ses diverses régions, et qui pénètrent en
divers points de sa substance, l'affaissement des parois, concourent à donner à la masse du cœur une configuration accidentelle, très notablement différente de celle qui lui appartient
réellement.

La description qui va être faite du cœur s'applique à cet
organe enlevé de la poitrine, dépouillé de toutes les parties
accessoires, restitué à sa forme véritable par l'introduction,
dans ses cavités, de substances propres à en soutenir les
parois, et placé devant l'observateur dans une position droite, la pointe en bas, de manière à ce que ses
deux bords soient, autant que possible, droit et gauche,
et ses deux faces, autant que possible, antérieure et postérieure.

Dans cet état et cette position du cœur, cet organe résulte
de la réunion, par continuité de parois, au-dessus et au-
dessous d'un étranglement circulaire, *sillon circulaire*, de
deux masses superposées.

La masse inférieure ou ventriculaire constituée par les
deux ventricules réunis, a une forme qui, de temps immé-
morial, a été prise pour type, et qui lui appartient réellement, la forme en cœur. En effet, cette masse des ventricules,
long-temps désignée sous le nom de cœur, à l'exclusion des
autres parties constituantes de l'organe entier, est engendrée,
pour sa forme, par les éléments suivants : deux surfaces
opposées, représentant chacune un triangle curviligne,
surfaces antérieure et postérieure du cœur; deux bords latéraux curvilignes de haut en bas et d'arrière en avant, unissant ces deux surfaces, *bords droit et gauche du cœur;* un
sommet conoïdal tourné en bas, produit par la réunion des
deux surfaces au moyen des deux bords, *pointe du cœur;* une

base tournée en haut, d'où s'élève, au-delà du sillon circulaire qui en fait partie, la masse supérieure, et que limite un bord saillant, développé autour de ce sillon, *bord supérieur des ventricules réunis.* Le bord de la base, en se continuant avec les bords des côtés, forme deux angles curvilignes, *angles droit et gauche du cœur* ; en avant et en arrière, où il se continue avec les surfaces antérieure et postérieure, ce bord offre, vers son milieu, une échancrure arrondie, *échancrures antérieure et postérieure du bord supérieur.*

De chaque échancrure part un sillon qui traverse, de haut en bas, la surface correspondante du cœur, sur la ligne d'union des ventricules, *sillons interventriculaires antérieur et postérieur.* Les sillons indiquent les limites antérieure et postérieure de la *cloison interventriculaire.*

La base de la masse ventriculaire est percée de quatre ouvertures, du pourtour desquelles naissent, en arrière et sur les côtés, les deux oreillettes, *orifices auriculo-ventriculaires droit et gauche,* en avant et au milieu, les deux artères, *orifices aortique et pulmonaire.*

La masse supérieure ou auriculaire du cœur, constituée par les deux oreillettes, peut être rapportée, pour sa forme, à celle de deux sphéroïdes aplatis d'avant en arrière, et juxta posés. La base des sphéroïdes correspond aux orifices auriculo-ventriculaires. La partie de leur périphérie par laquelle ils se touchent, est *la cloison inter-auriculaire.* La masse auriculaire offre une *face antérieure* et une *face postérieure,* réunies d'avant en arrière, sur les côtés, par *un bord droit* et *un bord gauche,* en haut par un *bord supérieur.* Ces faces et ces bords font suite aux faces et aux bords correspondants de la masse ventriculaire, et n'en sont séparés que par le sillon circulaire. Les deux faces sont traversées, de haut en bas, par un sillon, beaucoup plus prononcé en arrière, qui indique la ligne d'union des deux oreillettes, *sillons inter-auriculaires antérieur et postérieur,* et qui se termine en bas, dans le sillon circulaire, par une dépression angulaire, *angles d'union antérieure et postérieure des oreillettes*.

De la face antérieure de la masse auriculaire naissent deux prolongements, en forme de capuchon, qui proéminent de chaque côté des vaisseaux artériels, *appendices auriculaires droite et gauche*. De son bord supérieur naissent, vers le milieu, un peu à droite, *la veine cave supérieure*, un peu à gauche, les *deux veines pulmonaires droites*, tout-à-fait à gauche, les *deux veines pulmonaires gauches*. De sa face postérieure, à droite de la ligne médiane, naît la *veine cave postérieure*, et au-dessous *la grande veine coronaire*.

Les deux vaisseaux artériels s'élèvent au-devant de la masse auriculaire, et l'aorte se loge dans une concavité dont la face antérieure des oreillettes est creusée.

Le sillon circulaire qui sépare la masse ventriculaire de la masse auriculaire, est produit par le renflement de la base des oreillettes et des ventricules, au-dessus et au-dessous d'un étranglement qui correspond aux orifices auriculo-ventriculaires. Son fond est constitué par le pourtour extérieur de ces orifices. Dans la plus grande partie de son étendue en arrière, et de chaque côté en avant, il est libre extérieurement, et intermédiaire aux oreillettes et aux ventricules. En avant et au milieu, il correspond à l'arc postérieur de l'orifice aortique; il est caché, et intermédiaire aux oreillettes et à l'aorte. A droite et à gauche de ce vaisseau, avant de s'engager derrière lui, le sillon circulaire s'élargit, et forme, de chaque côté, un espace triangulaire, *espaces triangulaires droit et gauche du sillon circulaire*. L'orifice aortique et l'aorte qui en naît, séparent les deux espaces triangulaires dans lesquels se logent les appendices auriculaires.

L'artère pulmonaire, née d'un prolongement conoïdal du ventricule droit, au-devant de l'orifice aortique, monte obliquement de droite à gauche, en croisant l'aorte, dont elle peut être séparée de manière à ce que les deux espaces triangulaires se rejoignent au-devant de l'aorte, entre ce vaisseau et l'artère pulmonaire, par un sillon transversal profond, *sillon interartériel*.

Les quatre orifices par lesquels les ventricules communiquent avec les oreillettes et avec les vaisseaux artériels, ovalaires dans l'état de vacuité et de relâchement, circulaires dans l'état de plénitude et de distension, ont, entre eux, les rapports de situation suivants. L'orifice aortique, à peu près exactement horizontal, occupe la région moyenne et antérieure de la base des ventricules. Les orifices auriculaires sont situés en arrière et sur les côtés. L'orifice auriculaire droit, contigu et continu à l'orifice aortique, au niveau du bord droit de l'aorte, s'étend transversalément de ce bord à l'angle droit du cœur, suivant un plan incliné de gauche à droite et d'avant en arrière. L'orifice auriculaire gauche, contigu et continu à l'orifice aortique, au niveau des bords postérieur et gauche de l'aorte, s'étend du bord postérieur de ce vaisseau à l'angle gauche du cœur, suivant un plan presque horizontal de droite à gauche, et incliné d'avant en arrière. Les orifices auriculaires s'avoisinent, sans se toucher, par la portion la plus interne de leur pourtour. Cette portion, dans l'orifice gauche, affleure le sillon inter-auriculaire antérieur, et longe la cloison. La portion correspondante, dans l'orifice droit. ne longe pas la cloison, et n'atteint le sillon que par l'intermédiaire d'une portion de la paroi antérieure de l'oreillette droite, longue de 4 à 5 millimètres.

L'orifice aortique se trouve ainsi enchâssé, par son arc postérieur, dans une échancrure à concavité antérieure, que forment, de droite à gauche, l'extrémité de l'orifice auriculaire droit, une petite portion de la paroi auriculaire droite, et le tiers interne de l'arc antérieur de l'orifice auriculaire gauche.

L'orifice pulmonaire situé au-devant de l'orifice aortique, dans l'échancrure en cœur de la face antérieure des ventricules , le long du bord droit de cette échancrure, est développé suivant un plan fortement incliné, de haut en bas et de droite à gauche, par rapport au plan de l'orifice aortique , auquel il est tangent par un point de son arc postérieur.

CHAPITRE II.

Conformation extérieure du ventricule droit.

La face antérieure des ventricules réunis , est traversée, de haut en bas, par un sillon, qui , commençant au-dessous de l'artère pulmonaire , dans l'échancrure antérieure , se porte obliquement , de haut en bas et de gauche à droite, vers le bord droit du cœur, et atteint ce bord vers l'union de son quart inférieur avec ses trois quarts supérieurs, *sillon interventriculaire antérieur.* Ce sillon limite le ventricule droit en avant.

La face postérieure des ventricules réunis est également traversée , de haut en bas, par un sillon qui , commençant dans l'échancrure postérieure , se porte presque verticalement en bas, en s'inclinant vers le bord droit du cœur, *sillon interventriculaire postérieur.* Ce sillon limite le ventricule droit en arrière. Ces deux sillons se réunissent à angle sur le bord droit du cœur, et indiquent au dehors, par leur réunion, la terminaison inférieure du ventricule droit , qui se fait angulairement sur ce bord, à droite et au-dessus de la pointe du cœur, exclusivement constituée par le sommet du ventricule gauche.

Le bord droit du ventricule fait partie du bord droit du cœur. Il se termine, en haut, sur le bord supérieur, en formant *l'angle droit du ventricule et du cœur;* il se termine, en bas , dans l'angle d'union des deux sillons. Il est légèrement courbe de haut en bas. Il est courbe, aussi, d'avant en arrière, de manière à ce que ses sections horizontales, presque circulaires en haut, soient elliptiques dans la partie moyenne, et presque anguleuses en bas. Il partage, de la base à la pointe, la surface extérieure du ventricule en deux portions triangulaires inégales, l'une antérieure, plus grande, a sommet inférieur presque rectangle, l'autre postérieure, à sommet inférieur aigu.

Le bord supérieur du ventricule droit fait partie du bord supérieur des ventricules. Il commence en arrière, à l'angle postérieur de réunion des oreillettes, au-delà de l'échancrure. De ce point, il se porte vers le bord droit du cœur, constituant la base courte de la face triangulaire postérieure : il contourne ce bord, en formant avec lui l'angle droit du ventricule ; puis il se porte, de droite à gauche, jusqu'à l'orifice pulmonaire, constituant la base plus longue de la face triangulaire antérieure, et se continue au niveau de cet orifice avec le bord supérieur de l'artère pulmonaire. Le bord supérieur décrit ainsi, d'arrière en avant, autour de l'oreillette droite, jusques au-devant de l'aorte, dans le plan horizontal, une ligne courbe en volute, et dans le plan vertical, une courbe parabolique qui, après s'être un peu infléchie pour former l'échancrure postérieure, se relève de plus en plus, en gagnant l'angle du cœur et la face antérieure, de manière à ce qu'une section horizontale, menée par le point d'origine postérieure de ce bord, parviendrait, en coupant le bord droit au-dessous de l'angle, à peu près au niveau du bord inférieur de l'artère pulmonaire. Le bord du ventricule forme, en se continuant en dehors avec la surface externe, et en se repliant en dedans, du côté de l'oreillette, une sorte de bourrelet. Au niveau du bord droit, le bord supérieur a plus de largeur, et ces deux bords, en s'unissant, forment *l'angle droit ou auriculaire du ventricule droit*. Au niveau de l'espace triangulaire droit, ce bord s'élargit davantage, correspond à la naissance du col de

l'appendice, et forme *l'angle gauche, antérieur ou pulmonaire du ventricule droit.* A partir de cet angle, le bord supérieur du ventricule devient tout-à-fait libre; il est constitué par la réunion à angle curviligne de deux parois courbes,
l'une antérieure, l'autre postérieure.

La paroi courbe antérieure fait partie de la face ventriculaire antérieure ; elle descend du bord ventriculaire
jusqu'au sillon antérieur, et forme un demi canal antérieur qui se continue avec la moitié antérieure du pourtour de l'artère pulmonaire. La paroi courbe postérieure se
porte, du bord du cœur, dans l'espace triangulaire droit,
élargissant notablement le bord du cœur en ce point ; puis,
après être descendue au-devant de l'aorte, elle se relève en
formant sur elle même un pli pour s'attacher dans l'angle
d'union des orifices auriculaire et aortique ; au-delà de ce
pli, elle continue à descendre, s'attache à l'orifice aortique,
et s'unit à la cloison au niveau du bord inférieur de l'artère
pulmonaire. Cette paroi forme ainsi, par sa portion re-
pliée, une courbure à concavité supérieure, qui est le point
d'union de l'appendice conoïdale avec l'oreillette, *le col
de l'appendice*, et par sa portion adossée à l'aorte et à la
cloison, un demi canal postérieur qui se continue avec la
moitié postérieure du pourtour de l'artère pulmonaire. La
réunion de ces deux parois courbes antérieure et postérieure,
en haut, au bord libre du cœur, en bas, au niveau du sillon
antérieur, constitue un véritable canal musculaire qui se
continue à gauche avec l'artère pulmonaire, et qui naît, en
haut, de l'angle d'union des orifices auriculaire et aortique
dans l'espace triangulaire droit, par une courbure en forme
de col de cornue. Cette portion du ventricule est *l'appendice
pulmonaire ou conoïdale du ventricule droit.*

Dans le reste de son étendue, la surface extérieure du
ventricule droit est profondément cachée, et adhère au
ventricule gauche, en faisant partie de la *cloison interventriculaire.* Cette cloison s'étend obliquement d'avant en ar-

rière et de droite à gauche, du sillon antérieur au sillon postérieur, formant ainsi au ventricule droit, qu'elle complète, une paroi gauche angulairement unie le long des sillons, en avant avec la paroi antérieure, en arrière avec la paroi postérieure. La cloison se termine en bas au sommet du ventricule; elle concourt en haut avec le bord supérieur du ventricule, à former l'orifice auriculaire, depuis l'échancrure postérieure, où elle rejoint l'origine de ce bord supérieur en arrière, jusqu'au niveau de l'angle d'union des orifices auriculaire et aortique, où elle ferme, à gauche, l'orifice auriculaire, en se continuant avec la paroi courbe postérieure, au niveau du col de l'appendice pulmonaire.

Ainsi, le ventricule droit, constitué par la réunion angulaire de trois parois triangulaires; l'antérieure, la postérieure et la gauche, et adossé, par sa paroi gauche, à l'autre ventricule, offre : à droite, un bord libre, réunion des parois antérieure et postérieure ; en bas, un sommet, réunion, sur ce bord, du sommet des trois parois; en haut, une base percée de deux ouvertures, séparées l'une de l'autre par une courbure en forme de col, l'ouverture auriculaire située à droite, à l'opposite du sommet, circonscrite en arrière, à droite et en avant, par le bord supérieur du ventricule, à gauche, par la base de la cloison; l'ouverture pulmonaire située à gauche, terminaison de l'appendice conoïdale.

CHAPITRE III.

Conformation intérieure du ventricule droit.

§ 1. — *Cavités et parois.*

La cavité ventriculaire droite, limitée par les parois qui viennent d'être indiquées, offre, en haut et à sa base, de droite à gauche, *l'orifice auriculaire* et *l'orifice pulmo-*

naire, en bas et à son sommet, une impasse. Sa forme générale est prismatique. Le côté gauche du prisme est formé par la cloison, et présente une surface transversalement et de haut en bas convexe. Le côté postérieur, plus étroit, est formé par la paroi ventriculaire postérieure légèrement concave. Le côté antérieur est formé par la paroi ventriculaire antérieure concave. Ces trois côtés déterminent, par leur réunion, trois angles : l'angle de réunion du côté antérieur avec le postérieur, correspondant au bord droit, *sinus droit anterieur;* l'angle de réunion du côté postérieur avec le bord postérieur de la cloison, correspondant au sillon postérieur, *sinus droit postérieur;* l'angle de réunion du côté antérieur avec le bord antérieur de la cloison, correspondant au sillon antérieur, *sinus gauche.*

L'orifice auriculaire et l'orifice pulmonaire ne sont situés ni immédiatement à côté l'un de l'autre, ni à la même hauteur, ni dans le même plan. L'orifice auriculaire s'étend de droite à gauche, du bord droit du cœur au bord droit de l'aorte; il est de niveau, en arrière, avec l'échancrure, où commence le sillon postérieur, en avant avec le bord supérieur du cœur, à gauche, avec la naissance de l'aorte; l'aire de cet orifice est dans un plan presque horizontal, incliné, de haut en bas, vers le bord droit du cœur, et, d'avant en arrière, vers la paroi postérieure du ventricule L'orifice pulmonaire, situé au-devant de l'aorte, près de son bord gauche, s'étend, de haut en bas, du bord supérieur du ventricule à l'échancrure antérieure; l'aire de cet orifice est dans un plan presque vertical, légèrement incliné de haut en bas et de droite à gauche. Les deux orifices sont ainsi séparés l'un de l'autre par un intervalle égal à la longueur du col de l'appendice conoïdale, et les axes de leurs aires, prolongés en bas, se couperaient, à angle droit, à peu près au centre de la cavité ventriculaire.

La portion de la paroi courbe postérieure de l'appendice, qui en forme le col, détermine, par la saillie de son repli, au dedans de la cavité ventriculaire, une arcade musculaire à concavité inférieure, qui, tendue d'avant en arrière de la paroi de la cloison à la paroi antérieure, sépare en haut, au niveau du bord gauche de l'orifice auriculaire, la cavité du ventricule en deux portions, une à droite, l'autre à gauche de cette arcade.

Cette cavité se partage, en effet, au niveau de cette arcade, et de haut en bas, en deux portions ou chambres qui communiquent latéralement entre elles, *une chambre gauche ou pulmonaire, une chambre droite ou auriculaire.*

1° La chambre pulmonaire, plus petite, et creusée, pour sa plus grande partie, dans l'appendice conoïdale, a la forme d'un canal cylindroïde évasé dans sa partie moyenne, qui se continue en haut avec l'artère pulmonaire, qui se termine en bas par un sommet aigu, au-dessus de la pointe du ventricule, et qui s'abouche, à droite, avec la chambre auriculaire.

La cavité de cette chambre est limitée : 1° en avant par la paroi ventriculaire concave; 2° en arrière par la paroi courbe postérieure de l'appendice se continuant avec la cloison ; 3° à gauche et en bas par la réunion de la paroi antérieure avec la cloison, dans le sillon antérieur, formant le *sinus gauche*, continu avec le sinus du bord inférieur de l'artère pulmonaire; 4° en haut par un sinus qui, commençant à gauche de l'arcade musculaire, forme d'abord une fossette creusée dans l'angle pulmonaire du bord ventriculaire, et puis suit ce bord pour se continuer avec le sinus du bord supérieur de l'artère pulmonaire, *fossette de l'angle pulmonaire et sinus supérieur;* 5° à droite, de haut en bas, par l'arcade musculaire supérieure, par l'arcade musculaire inférieure, et au-dessous de cette arcade par un réseau musculaire à claire-voie. Elle présente, à droite et dans sa partie moyenne, *l'ouverture latérale de communication des deux chambres.* Le pourtour de cette ouverture, constitué en haut par l'arcade à concavité inférieure que forme le repli du col de l'appendice, *arcade musculaire supérieure,* en avant par la paroi ventriculaire antérieure concave, en arrière par la paroi de la cloison presque plane, est complété en bas par une arcade musculaire à concavité supérieure qui unit la paroi antérieure à la paroi de la cloison, *arcade musculaire inférieure.*

L'orifice pulmonaire, à gauche et en haut, unit le canal de l'appendice au canal de l'artère pulmonaire, et est affleuré par le bord adhérent et convexe des valvules sigmoïdes. La disposition de ces valvules, qui sont au nombre de trois, et qui sont situées, l'une en arrière, l'autre en haut, l'autre en bas, est telle, que la réunion angulaire de la valvule postérieure avec les deux autres valvules, correspond, pour l'inférieure, à la fin du sinus gauche, pour la supérieure, à la fin du sinus supérieur, et que la réunion des valvules supérieure et inférieure correspond au milieu de l'arc antérieur du canal commun de l'appendice et de l'artère réunies.

La surface de la chambre pulmonaire lisse au-dessous de l'intervalle angulaire des valvules sigmoïdes, présente, dans les autres points, des saillies musculaires dont les principales se dirigent longitudinalement, sous forme de pilastres, du pourtour de l'artère pulmonaire au sommet de la chambre. Ces pilastres correspondent généralement, par leur extrémité supérieure plus épaisse, au bord convexe et adhérent des valvules sigmoïdes ; ils s'atténuent et se divisent en descendant le long des parois de la chambre, s'envoient latéralement des faisceaux sous forme d'anses, et se terminent au sommet de la cavité, en formant par leurs extrémités un réseau à mailles plus ou moins serrées.

Un de ces pilastres a une disposition et surtout des connexions dont la constance et les usages motivent une description particulière : c'est le *pilastre postérieur.* Le pilastre postérieur s'attache en haut, au bord adhérent de la valvule sigmoïde postérieure, se dessine en relief sur la cloison, se continue en haut et à droite avec l'arcade musculaire supérieure, se bifurque en bas, pour se continuer d'une part et en avant par l'arcade musculaire inférieure avec les faisceaux

de la paroi antérieure, d'autre part et en bas, par des faisceaux réticulés avec le sommet de la chambre, où ces faisceaux réticulés constituent, au-dessous de l'arcade musculaire
inférieure, une cloison à claire-voie, au travers de laquelle
communiquent les deux chambres. Du bord droit du pilastre
postérieur qui forme l'arc postérieur de l'ouverture latérale de
communication, et qui marque en arrière la limite des deux
chambres, se détachent deux mamelons musculaires, dirigés
vers la chambre auriculaire et donnant insertion à des radiations
tendineuses. Son bord gauche s'unit par des arcades transversales avec les faisceaux longitudinaux de la paroi antérieure,
arcades dont la partie moyenne correspond au sinus gauche.

Les faisceaux longitudinaux antérieurs sont moins cons-
tants dans leur existence et leur forme. L'un de ces faisceaux,
qu'on pourrait appeler *pilastre antérieur*, commence en haut
au niveau du bord adhérent de le valvule sigmoïde supérieure;
il descend sur la paroi antérieure, en y formant un relief
plus ou moins saillant, et en constituant l'arc antérieur de
l'ouverture latérale de communication ; il se termine en bas,
en se continuant par l'arcade musculaire inférieure avec le
pilastre postérieur. En haut, au niveau de l'arcade musculaire
supérieure, il limite en avant la fossette de l'angle pulmonaire.

2° La chambre auriculaire est limitée en avant par les deux
tiers droits de la paroi ventriculaire antérieure, en arrière par
la paroi ventriculaire postérieure, à gauche par les deux tiers
postérieurs de la cloison. Elle se termine en bas par une impasse creusée dans le sommet du ventricule. Elle offre à
droite, dans les angles de réunion de ses parois, les *sinus
droits antérieur et postérieur*. A gauche, elle offre, en haut,
l'arcade musculaire supérieure, au-dessous, l'ouverture de communication latérale; en bas, la cloison réticulée des deux
chambres. L'orifice auriculaire la termine en haut, et donne
attache par son pourtour à l'anneau valvulaire qui plonge
dans la cavité ventriculaire, et est en connexion par son bord

flottant, au moyen de radiations tendineuses, avec divers points des parois de la cavité.

Entre le bord adhérent de l'anneau et les parois du ventricule, le long du bord supérieur, existe un sinus, *sinus supérieur de la chambre auriculaire*, qui s'agrandit sous forme de fossette au niveau de l'angle droit, *fossette de l'angle droit*, et qui s'évase aussi au niveau de l'arcade musculaire, de manière à former, au-dessous de l'espace triangulaire droit, une fossette séparée de la fossette de l'angle pulmonaire par l'arcade musculaire, *fossette de l'espace triangulaire droit*.

La surface de la chambre auriculaire du ventricule droit offre des saillies musculaires, qui, bien que très variables dans leurs particularités de forme, de volume, de nombre et de situation, peuvent pourtant être ramenées à une disposition générale constante. Du pourtour de l'ouverture auriculaire, des faisceaux musculaires plus ou moins saillants, plus ou moins détachés de ces parois, se portent longitudinalement vers le sommet de la cavité. Dans leur trajet, ils s'unissent latéralement par des faisceaux transverses, de manière à constituer des réseaux irréguliers, à mailles d'autant plus fines qu'elles sont plus voisines du sommet. Ces faisceaux plus prononcés, plus saillants dans les parois postérieure et antérieure et dans les sinus droits, se détachent plus ou moins de ces parois sous forme de pilastres, à une petite distance de l'orifice auriculaire ; ils s'insèrent sensiblement par une extrémité, souvent aponévrotique et quelquefois tendineuse, sur l'anneau valvulaire lui-même, plus ou moins près de son bord adhérent, et s'unissent les uns aux autres au-dessous de cette insertion, par des arcades à concavité inférieure. Les faisceaux de la paroi de la cloison, moins saillants, moins séparés, représentent, par leur ensemble, un plan presque lisse, dont la partie supérieure est en connexion avec l'anneau près de son bord adhérent, au moyen de brides aponévrotiques et tendineuses. La série de ces faisceaux commence, pour la paroi antérieure, à gauche, près du pilastre antérieur de la chambre pulmonaire, par un faisceau qui continue de haut en bas l'arcade musculaire supérieure. Tous ces faisceaux se divisent en descendant vers le sommet du ventricule, ils s'envoient latéralement des faisceaux secondaires, et forment, en s'unissant dans les sinus, et en se terminant dans la cavité du sommet, des anses et des réseaux.

Un peu au-dessous du niveau du bord inférieur de l'ouverture de communication des deux chambres, se détachent des parois antérieure et postérieure, les colonnes musculaires libres, qui représentent un second plan intérieur de faisceaux longitudinaux, se continuant en haut, avec le pourtour libre de l'anneau valvulaire, par l'intermédiaire des radiations tendineuses. Ces colonnes, qui se détachent des parois ventriculaires par des racines en forme d'anse, sont unies les unes aux autres à leur base, au moyen de faisceaux transversaux, libres aussi, qui traversent la cavité ventriculaire en divers sens, et qui mettent aussi la base des colonnes en connexion avec la paroi de la cloison et avec l'arcade musculaire inférieure.

§ 2. — *Points d'insertion des radiations tendineuses, et colonnes musculaires libres.*

L'insertion des radiations tendineuses dans la chambre auriculaire droite, ne se fait pas exclusivement au sommet des colonnes musculaires libres. Les unes s'insèrent au sommet de ces colonnes; d'autres sont fixées à des mamelons musculaires qui se détachent des parois dans des points déterminés; il en est, enfin, qui naissent immédiatement de la surface ventriculaire. Ces divers points d'insertion tendineuse peuvent néanmoins être rapportés à un système régulier de faisceaux musculaires libres ou adhérents, dont la disposition, malgré les variations individuelles, peut être généralisée.

Deux de ces faisceaux musculaires se détachent des parois sous la forme de colonnes libres. Ils sont situés, l'un en avant et à gauche, au pied même de l'ouverture de communication des deux chambres : c'est la *colonne antérieure;* l'autre en arrière et à droite, le long de la paroi ventriculaire postérieure, c'est le groupe des *colonnes postérieures.*

La colonne antérieure à fût simple, un peu aplatie d'avant en arrière, se détache de la paroi antérieure du ventricule à droite et au-dessous de l'arcade musculaire inférieure; elle se dresse verticalement sur sa base, et dépasse par son sommet le niveau de cette arcade. Sa base est en connexion à gauche avec l'arcade musculaire inférieure; à droite, elle est unie par des faisceaux transverses et souvent par une grosse colonne cylindrique et transversale avec la base de la colonne postérieure droite; en arrière, elle se continue par une anse simple ou multiple, avec le pilastre postérieur de la chambre pulmonaire. Son sommet, soit immédiatement, soit au moyen de trois digitations, donne naissance à trois faisceaux de tendons.

Le groupe des colonnes postérieures, très variable pour le nombre de ces colonnes et pour le mode de leur aggrégation, représente généralement, par leur sommet, trois digitations où s'insèrent trois faisceaux tendineux. Du pied des colonnes, naissent fréquemment, par de petites saillies mamelonnées, quelques filaments tendineux accessoires. Ces colonnes se détachent de la paroi ventriculaire postérieure, plus ou moins près de la cloison. Elles s'étalent à côté les unes des autres dans cette région, de manière à ce qu'on puisse habituellement distinguer une *colonne ou digitation plus antérieure,* une *colonne ou digitation plus postérieure;* et une *digitation moyenne,* située plus à droite que les deux autres. Par leur ensemble, ces colonnes ou digitations représentent, au devant de la paroi postérieure, un plan creusé de haut en bas d'une gouttière à concavité tournée en avant et à gauche. Ces colonnes quelquefois réunies latéralement, de manière à n'en former qu'une seule, adhèrent toujours entre elles par leur base et par leurs côtés; la base de la plus antérieure est en communication avec le base de la colonne antérieure, par un faisceau musculaire transversal, volumineux, souvent de forme cylindrique; et quelquefois ces deux colonnes sont, en outre, liées l'une à l'autre dans leur partie moyenne, par un filament tendineux. Les colonnes, par leurs racines, se continuent avec les réseaux du sommet de la cavité auriculaire.

Le pilastre postérieur de la chambre pulmonaire, opposé dans sa hauteur et uni par sa base à la colonne antérieure, continu en haut avec l'arcade musculaire supérieure, et en bas avec l'arcade musculaire inférieure, et formant ainsi l'arc postérieur de l'ouverture de communication des deux chambres, se détache plus ou moins de la cloison par un bord longitudinal droit, qui devient quelquefois tout-à-fait libre, et, alors, entre lui et la cloison, existe une anfractuosité angulaire plus ou moins profonde, ouverte du côté de la chambre auriculaire.

Du bord droit de ce pilastre naissent, à angle droit, deux mamelons, quelquefois deux courtes colonnes, qui donnent insertion à des faisceaux tendineux : l'un, *mamelon inférieur*, naît de ce bord vers le milieu de l'arc postérieur de l'ouverture de communication, l'autre, *mamelon supérieur*, se détache de ce bord, près de l'arcade musculaire supérieure.

De deux autres points de la cloison l'un au-dessus et à droite du mamelon supérieur, l'autre un peu au-dessus et à droite du mamelon inférieur, naissent immédiatement et irrégulièrement deux faisceaux de radiations tendineuses, que l'on peut désigner, pour les distinguer, sous les noms de *faisceaux tendineux immédiats*, *supérieur et inférieur*. Le faisceau immédiat supérieur a généralement une forme

2

aponévrotique. Le faisceau immédiat inférieur naît quelquefois sur une même ligne verticale que le faisceau du mamelon inférieur, mais toujours un peu au-dessus. Il naît quelquefois de la cloison par un mamelon.

§ 3. — *Anneau valvulaire et radiations tendineuses.*

L'anneau valvulaire, par son bord supérieur, adhère au pourtour de l'orifice auriculo-ventriculaire ; par son bord inférieur, il plonge dans la portion auriculaire du ventricule, et reçoit, le long de ce bord, très inégalement onduleux, les radiations des divers faisceaux tendineux. Bien que la forme de l'anneau valvulaire ait été jugée, par les anatomistes, et soit, en effet, susceptible de variétés individuelles qui ne se prêtent pas facilement à une description générale, il est néanmoins possible de rapporter ces formes variables à un type constant, si l'on tient simultanément compte, dans les diverses parties de l'anneau développé, de leur position, de leur étendue, de leur forme et de leurs connexions tendineuses.

Les rapports de situation ne varient pas; les rapports de connexions tendineuses varient peu. Ce qui varie le plus, c'est l'étendue en hauteur des diverses portions de l'anneau, et surtout le nombre et la forme des ondulations, que son bord libre présente.

Par rapport à la situation, les portions de l'anneau sont invariables, et on en peut distinguer trois : une correspond à la cloison, l'autre à la paroi ventriculaire antérieure, l'autre à la paroi ventriculaire postérieure.

Par rapport aux connexions tendineuses, il est d'abord à remarquer que le pourtour inférieur de l'anneau est constamment libre d'insertions tendineuses dans trois points qui correspondent : l'un à gauche, au milieu de l'arcade musculaire supérieure et de l'ouverture de communication; un autre à droite, à peu près au niveau du sinus droit antérieur; le troisième en arrière, au niveau de la cloison. Ces trois points déterminent une division de l'anneau en trois arcs limités par ces points : un arc antérieur, un arc postérieur droit, un arc postérieur gauche.

Au bord de ces trois arcs s'insèrent avec régularité, et dans un ordre constant, les radiations tendineuses nées des divers faisceaux. L'arc antérieur reçoit ses radiations exclusivement de la colonne libre antérieure. Du sommet de cette colonne, souvent par trois digitations, naissent trois faisceaux qui envoient en rayonnant leurs filaments tendineux, au bord libre et à la face antérieure de cet arc, et s'étalent en forme d'éventail contre la paroi ventriculaire antérieure. L'arc postérieur droit reçoit ses radiations des colonnes droites postérieures par leurs trois digitations. Les radiations des colonnes droites ont une disposition rayonnée moins régulière; elles s'étalent contre la paroi ventriculaire postérieure, depuis le sinus droit antérieur, jusqu'au-delà du sinus droit postérieur, de manière à circonscrire, en avant et à gauche, un espace comparable à un demi entonnoir faisant suite à la gouttière creusée entre les colonnes. L'arc postérieur gauche reçoit ses radiations du pilastre postérieur, par ses mamelons supérieur et inférieur, et, de la cloison, par les faisceaux immédiats. Les radiations nées du mamelon inférieur se portent de gauche à droite en s'appliquant sur la cloison, vers la région de l'arc voisine du point libre d'insertions, qui correspond au milieu de la cloison; les radiations du mamelon supérieur se portent, en rayonnant, à la région opposée de l'arc; les radiations des faisceaux immédiats se portent à la région intermédiaire.

Par suite de cette disposition, l'anneau étant développé, les trois points de son pourtour qui sont libres de tendons, et sur les côtés desquels s'insèrent les radiations tendineuses, représentent le sommet d'arcades à concavité inférieure dont les radiations forment les piliers. *L'arcade gauche*, plus large, plus ouverte, a pour pilier antérieur le faisceau né de la digitation gauche de la colonne antérieure, et toute cette colonne elle-même ; pour pilier postérieur, le faisceau du mamelon supérieur. Elle correspond à l'arcade musculaire supérieure, et à l'ouverture de communication des deux chambres. *L'arcade droite*, moins large, a pour pilier antérieur le faisceau né de la digitation droite de la colonne antérieure, et, pour pilier postérieur, le faisceau né de la digitation antérieure de la colonne postérieure. Elle correspond au sinus droit antérieur. *L'arcade postérieure*, encore moins large, moins ouverte, et quelquefois à peine ébauchée, a pour pilier droit le faisceau né de la digitation postérieure de la colonne postérieure, pour pilier gauche, le faisceau du mamelon inférieur. Elle correspond au milieu de la cloison.

Les dimensions et la forme des diverses régions de l'anneau, bien que susceptibles d'assez grandes variations, offrent pourtant aussi quelque chose de constant. La hauteur de l'anneau varie normalement d'une région à l'autre dans la proportion d'un à quatre. Les plus grandes hauteurs de l'anneau correspondent aux points libres d'insertions tendineuses, les plus petites à des points intermédiaires, au niveau de l'arcade musculaire supérieure, et du sinus droit postérieur. Cette inégalité de hauteur dans les diverses portions de l'anneau valvulaire dépend des ondulations de son bord inférieur inégalement découpé de manière à présenter des languettes plus ou moins larges et longues, que séparent des échancrures plus ou moins profondes. Malgré d'assez grandes variétés dans le nombre et la forme de ces découpures de l'anneau, si l'on tient compte des déterminations fixes qui résultent des insertions tendineuses constantes, on arrive à distinguer trois découpures principales, et trois languettes plus longues, correspondant constamment aux trois points libres d'insertions tendineuses, et par conséquent au sommet des arcades,

*languettes de l'arcade gauche, de l'arcade droite, de l'arcade
postérieure.* Ces trois languettes correspondent à ce que l'on
appelle les valvules de l'anneau , et leur constance , comme
découpures principales , justifie le nom de valvule tricuspide
qui a été donné à l'anneau Entre ces trois portions, l'anneau
est variablement découpé , de manière pourtant à ce que la
portion de son pourtour qui est comprise en avant entre les
deux languettes droite et gauche , ait une hauteur plus considérable, relativement aux autres échancrures.

Les radiations tendineuses offent , dans leur disposition
et leur mode d'insertion par rapport à l'anneau valvulaire ,
quelques particularités qui méritent d'être signalées. Sous
ce double point de vue , on en peut distinguer deux ordres.
Les unes, plus nombreuses, plus volumineuses et plus longues,
se dirigent presque verticalement vers l'anneau, et s'insèrent,
ou sur son bord inférieur, ou, au-delà de ce bord, sur sa face
ventriculaire, en s'épanouissant sous forme de palmes jusque vers le bord adhérent. Dans l'état de déploiement de
l'anneau , elles correspondent à l'intervalle des arcades , *radiations intermédiaires.* Les autres , moins nombreuses , plus
fines , plus courtes , se portent obliquement vers la partie
du bord inférieur de l'anneau qui forme les côtés des languettes, et s'insèrent sur ce bord. Dans l'état de déploiement,
elles constituent les piliers des arcades , *radiations des arcades.*

CHAPITRE IV.

Influence de l'état de rapprochement ou d'écartement des colonnes libres sur la forme et les communications de la cavité ventriculaire droite.

De la combinaison de toutes les dispositions jusqu'ici énu-
mérées et décrites , il résulte que la forme de la chambre auriculaire , le mode de sa communication avec la chambre

pulmonaire et l'état de l'orifice auriculo-ventriculaire, sont subordonnés à la position des colonnes musculaires libres, et diffèrent notablement, suivant que ces colonnes sont écartées ou rapprochées par rapport à elles-mêmes et par rapport à la cloison.

1° Dans l'état d'écartement des colonnes libres, l'anneau valvulaire est déployé, et de toutes parts appliqué et tendu contre les parois de la chambre auriculaire. Les arcs postérieurs droit et gauche, sont appliqués contre la paroi postérieure et la cloison, et tendus par leurs radiations d'origine diverse. L'arc antérieur est appliqué contre la paroi antérieure, et tendu par les radiations de la colonne antérieure. Les arcades sont ouvertes. La languette droite pend dans le sinus droit antérieur, déployée par ses radiations latérales provenant de la colonne antérieure et de la colonne postérieure. La languette postérieure est appliquée contre la cloison, et tendue par ses radiations latérales, provenant de la colonne postérieure et du mamelon inférieur. La languette gauche, appliquée contre l'arcade musculaire supérieure, la dépasse en bas, est déployée et tendue d'arrière en avant par ses radiations latérales, provenant du mamelon supérieur et de la colonne antérieure.

L'anneau valvulaire constitue ainsi une sorte de canal dont l'ouverture supérieure est l'orifice de l'oreillette, libre et agrandi suivant tous ses diamètres, dont l'ouverture inférieure évasée se continue avec les parois de la chambre auriculaire du ventricule. La cavité de cette chambre est alors creusée entre les arcs postérieurs de l'anneau, les radiations tendineuses qui s'y insèrent, les colonnes postérieures, la paroi ventriculaire postérieure et la cloison d'une part, l'arc antérieur de l'anneau, les radiations en éventail qui s'y insèrent, la colonne antérieure et la paroi ventriculaire d'autre part.

La communication des deux chambres se fait entre le pilastre postérieur et la colonne antérieure, au moyen d'une ouverture arrondie, dont l'arcade inférieure, musculaire, est constituée par la réunion de ce pilastre et de cette colonne, dont l'arcade supérieure, membraneuse, est formée par l'arcade gauche de l'anneau que tendent ses piliers. L'arcade membraneuse appliquée contre l'arcade musculaire supérieure et la dépassant en bas, allonge ainsi la cloison qui sépare en haut les deux chambres. C'est à cela que se borne l'influence de l'écartement valvulaire par rapport à la chambre pulmonaire. L'orifice artériel situé au-dessus de cette cloison ne peut être réellement obturé que par les valvules sigmoïdes.

Le canal valvulaire a une direction telle que l'axe de l'aire de l'orifice auriculo-ventriculaire, prolongé en bas, atteint le sommet de la chambre auriculaire du ventricule, prolongé en haut, atteint le sommet de la cavité de l'appendice auriculaire redressée.

L'écartement des colonnes et ses effets appartiennent à l'état de relâchement des fibres musculaires du ventricule, par conséquent aussi à l'état cadavérique, mais n'atteignent leur maximum que dans la dilatation complète de la cavité ventriculaire par une force mécanique.

2° Dans l'état de rapprochement des colonnes libres, la colonne antérieure est appliquée contre le pilastre postérieur, et son sommet touche ou avoisine le mamelon inférieur ; le groupe des colonnes postérieures est rapproché à gauche jusqu'au contact de la colonne antérieure et de la cloison, et de manière à embrasser, entre ses digitations, le côté droit de la colonne antérieure. Ainsi groupées, ces colonnes constituent par leur ensemble un pilier musculaire unique adossé à la cloison vers la gauche, au pied de l'arcade musculaire supérieure. Les radiations tendineuses intermédiaires, qui demeurent tendues, sont rapprochées, et forment au sommet de ce pilier un faisceau unique de rayons à peine divergens. L'arc antérieur de l'anneau, entraîné en arrière, est appliqué contre la portion des arcs postérieurs qui correspond à la cloison. L'arc postérieur gauche demeure tendu contre la cloison. L'arc postérieur droit est ramené en avant et à gauche au contact de l'arc antérieur. Les arcades sont fermées. Les radiations latérales des languettes droite et gauche, relâchées, sont engagées entre les radiations intermédiaires tendues. Au niveau de ces arcades, l'anneau est plié suivant sa hauteur. La languette de l'arcade gauche est engagée entre la colonne antérieure et le pilastre postérieur, contre lequel elle est maintenue appliquée par les radiations intermédiaires tendues, effet auquel concourt, tout en haut, le resserrement de l'arcade musculaire supérieure. La languette de l'arcade droite, ramenée du sinus droit antérieur vers le sommet du pilier commun, est engagée entre les colonnes antérieure et postérieure, au milieu du faisceau commun des tendons qui l'y retiennent en l'enveloppant. La languette de l'arcade postérieure s'est, dans sa partie droite, à peine écartée de la cloison.

Ainsi se trouve supprimé le canal de l'anneau, et fermé l'orifice auriculo-ventriculaire, par le rapprochement et le froncement du bord inférieur de cet anneau. En se fermant, l'anneau valvulaire s'est écarté des parois ventriculaires postérieure et antérieure ; il a dégagé la fossette de l'angle droit du cœur, le sinus supérieur, les sinus droits antérieur et postérieur, l'arcade musculaire supérieure, et l'ouverture de communication des deux chambres. C'est, dès-lors, au-devant et à droite de l'anneau valvulaire plié et froncé, au-devant du faisceau commun des radiations tendineuses et au-devant des colonnes charnues groupées au contact de la cloison en un pilier commun, que la cavité de la chambre auriculaire est constituée par l'espace qui sépare cet anneau, ces tendons, ces colonnes et la cloison, des parois antérieure, postérieure, et de leur angle d'union. Alors aussi, l'ouverture de communication des deux chambres est modifiée. Cette ouverture constituée exclusivement par des parties musculaires, le plan de la cloison et la paroi antérieure réunis au moyen des arcades musculaires supérieure et inférieure, établit cette communication au-devant de la colonne antérieure, entre cette colonne appliquée à la cloison et la paroi ventriculaire antérieure. L'axe de l'aire de l'orifice pulmonaire prolongé en bas passe au centre de l'ouverture de communication latérale , et atteint le sommet de la cavité ventriculaire.

Le rapprochement des colonnes et ses effets appartiennent à l'état de contraction des fibres musculaires dans le ventricule droit, et peuvent être produits artificiellement sur le cadavre , à la manière de ce qui a lieu pendant la vie.

CHAPITRE V.

Conformation extérieure du ventricule gauche.

Le ventricule gauche peut être comparé, pour sa forme , à un cône creux qui aurait été comprimé d'avant en arrière, de manière à ce que la face postérieure fût devenue presque plane. En raison de cette configuration , on peut distinguer dans le ventricule une base, un sommet, une face antérieure plus bombée, une face postérieure plus plate, un bord gauche et un bord droit s'étendant de la base à la pointe, et unissant les faces antérieure et postérieure.

La face antérieure, dans sa région supérieure gauche , est cachée par la naissance de l'artère pulmonaire qui lui est simplement superposée ; dans sa région supérieure droite , au-dessus du sillon antérieur, elle est couverte par le ventricule droit, avec la paroi postérieure duquel elle adhère le long de la cloison. Dans le reste de son étendue, elle fait partie de la surface antérieure du cœur. Ainsi, la face antérieure du ventricule gauche est coupée obliquement de haut en bas et de gauche à droite , par le sillon longitudinal antérieur. *La face postérieure* fait partie de la surface postérieure du cœur, et en occupe environ les deux tiers , à gauche du sillon postérieur.

Le bord gauche du ventricule est libre dans toute son étendue ; il forme le bord gauche du cœur, s'étend de la base au sommet du cône, en décrivant, de haut en bas, une courbe parabolique, et offre, d'avant en arrière, une courbure telle, que ses sections horizontales représenteraient des arcs de cercle à rayon décroissant de la base vers le sommet.

Le bord droit du ventricule gauche, libre dans sa portion inférieure, où il fait partie du bord droit du cœur, depuis le sommet du ventricule droit jusqu'au sommet du ventricule gauche et du cœur, est caché dans le reste de son étendue, et fait partie de la cloison, derrière le ventricule droit, au niveau du sillon longitudinal postérieur ; ce bord, courbe d'avant en arrière, à la manière du bord gauche, est, de haut en bas, elliptique dans sa portion libre, rectiligne et presque vertical dans sa portion cachée.

La face antérieure, dans sa partie libre, la face postérieure et le bord gauche s'infléchissent en dedans, vers la base, de manière à constituer, au pourtour de cette base, la portion du bord supérieur du cœur, qui appartient au ventricule gauche. *Ce bord supérieur libre* du ventricule gauche commence au niveau de l'échancrure antérieure, derrière l'artère pulmonaire, par une surface légèrement convexe, déjà indiquée sons le nom d'espace triangulaire gauche, dont la base convexe est tournée en avant, dont le sommet correspond à l'angle d'union des orifices aortique et auriculaire gauche, dont les côtés concaves contournent à droite l'aorte, à gauche l'oreillette. Ce dernier côté commence véritablement le bord supérieur du ventricule gauche, qui, continuant à contourner l'oreillette, se plie angulairement au niveau du bord gauche, pour former l'angle gauche du ventricule et du cœur. Parvenu à la face postérieure, le bord supérieur se porte horizontalement de gauche à droite jusqu'à l'angle d'union des deux oreillettes, au niveau duquel il se relève pour former *l'éminence triangulaire*, à droite de laquelle existe l'échancrure postérieure et commence le bord supérieur du ventricule droit.

Le sommet du ventricule gauche, qui est aussi celui du cœur, conoïdal, un peu aplati d'avant en arrière, offre à son extrémité et un peu à droite, au foyer des radiations musculaires, un pertuis par lequel un stilet mousse pénètre facilement à l'intérieur de la cavité ventriculaire, sans rupture de fibres musculaires. Une ligne menée verticalement de ce pertuis vers la base du cœur, se confondrait avec l'axe de l'orifice aortique.

La portion cachée de la face antérieure du ventricule correspond à la cloison interventriculaire. Elle est convexe de haut en bas et de droite à gauche, et elle continue dans ces deux sens la courbure de la portion libre. Elle représente un triangle droit dont les angles aigus correspondent, l'un en bas au sommet du ventricule droit, l'autre en haut au bord inférieur de l'artère pulmonaire. L'hypothénuse correspond au sillon longitudinal antérieur, et constitue le *bord antérieur de la cloison*. Des deux côtés plus petits, le droit correspond au sillon longitudinal postérieur, et constitue la portion cachée du bord droit du ventricule gauche ou *le bord postérieur de la cloison*; le supérieur s'étend de l'angle droit du ventricule gauche, d'abord au bord droit de l'aorte, puis se prolonge entre l'aorte et l'artère pulmonaire jusqu'à l'échancrure antérieure, *bord supérieur de la cloison, ou bord supérieur caché du ventricule gauche*. Le bord supérieur caché, en s'unissant angulairement avec l'éminence postérieure du bord supérieur libre, et avec la portion cachée du bord droit, constitue *l'angle droit du ventricule gauche*; et, dans son trajet de cet angle au bord droit de l'aorte, il fait saillie au-dedans de l'oreillette droite, constituant une sorte de plancher triangulaire entre la cloison interauriculaire et la portion postérieure de l'orifice auriculo-ventriculaire droit. Ainsi, le bord supérieur caché rejoint le bord supérieur libre, en arrière et à droite au niveau de l'éminence postérieure, en avant et à gauche au niveau de l'espace triangulaire gauche.

CHAPITRE VI.

Conformation intérieure du ventricule gauche.

§ 1. — *Cavités et parois.*

La cavité ventriculaire gauche, qui a une forme ovoïde, offre, en haut et à sa base, de droite à gauche, *l'orifice aortique* et *l'orifice auriculaire*, en bas et à sa pointe une impasse. Elle est constituée par la réunion, à angles curvilignes, des parois ventriculaires antérieure et postérieure, et elle offre un côté postérieur formé par la paroi ventriculaire postérieure, moins étendu, triangulaire, presque plane, un côté antérieur formé par la paroi ventriculaire cachée, *cloison interventriculaire*, et par la paroi ventriculaire antérieure libre, plus étendu, courbe de haut en bas, et de droite à gauche. L'angle d'union de ces deux côtés détermine : 1° à droite, le sinus droit qui correspond au bord droit du ventricule gauche, qui s'étend du sommet de ce ventricule à la base de l'orifice aortique, et se continue en haut avec le sinus du bord droit de l'aorte, au niveau de l'intervalle des valvules sigmoïdes droite et postérieure; 2° à gauche, le sinus gauche, qui correspond au bord gauche du ventricule gauche et du cœur, et qui s'étend de la pointe du cœur, en dehors des colonnes musculaires libres, jusqu'à l'angle gauche du ventricule, où il se termine par une impasse entre la fossette de cet angle et l'anneau valvulaire.

L'orifice aortique et l'orifice auriculaire dont les aires sont à peu près dans le même plan horizontal, et ont des axes à peu près parallèles, qui, prolongés en bas, aboutiraient au sommet de la cavité ventriculaire, sont situés à côté l'un de l'autre, de manière à ce que l'orifice aortique soit à la fois à droite et en avant de l'orifice auriculaire. Ces deux orifices se touchent par le tiers environ de leur pourtour. Au-dessus de ce point, dans une petite étendue, la paroi de l'aorte est adossée à la paroi de l'oreillette; au-dessous, les deux parois adossées se continuent avec la valvule aortique de l'anneau auriculaire. Cet adossement de l'aorte et de l'oreillette se prolongeant en bas au moyen de l'anneau valvulaire, constitue une sorte de cloison qui sépare en haut l'aorte de l'oreillette au-dessus de l'anneau valvulaire, et qui, au-dessous de cet anneau, partage la cavité ventriculaire elle-même en deux portions, l'une aortique, à droite, l'autre auriculaire, à gauche de cette cloison. La séparation est complétée dans la partie moyenne, par les radiations tendineuses, et en bas par les colonnes musculaires libres, de telle sorte que l'on peut distinguer, dans la cavité ventriculaire gauche, deux chambres, une droite ou aortique, une gauche ou auriculaire.

1° *La chambre aortique*, plus spacieuse, a une forme ovoïde; elle se continue en haut avec l'aorte; elle se termine en bas par une impasse conoïdale, creusée dans la pointe du ventricule. Elle est limitée à droite et en avant, par la paroi ventriculaire antérieure libre et cachée; en arrière, par le sinus droit, et une petite portion de la paroi postérieure; à gauche et de haut en bas, par la portion aortique de l'anneau valvulaire formant une arcade, par les radiations tendineuses de cette arcade, et par le côté droit des colonnes musculaires. Entre ces piliers et ces colonnes, elle communique avec la chambre auriculaire.

La surface de cette chambre présente les particularités suivantes : en haut existent les valvules sigmoïdes de l'aorte, qui sont situées : l'une en arrière et à gauche, au niveau de l'adossement de l'aorte et de l'oreillette; une autre à droite, au niveau de la paroi interventriculaire ; l'espace angulaire intermédiaire à ces deux valvules correspond à l'angle droit du ventricule gauche , et à l'extrémité supérieure du sinus droit. La troisième valvule correspond à la paroi antérieure libre , et l'espace angulaire qui la sépare de la première , est situé sur l'adossement de l'aorte et de l'oreillette. La portion de cette chambre qui avoisine l'embouchure de l'aorte , est lisse ; celle qui correspond au sommet est, au contraire , très finement et très variablement réticulée. Les faisceaux musculaires saillants à la surface de cette cavité se dirigent généralement de la base vers le sommet , en se divisant et en s'unissant latéralement à angle très aigu par de petits faisceaux obliques.

Du pourtour de la valvule sigmoïde droite et de l'angle droit du ventricule où la surface est lisse , naissent des fibres qui deviennent saillantes par leur réunion en faisceaux souvent au nombre de deux principaux ; l'un de ces faisceaux, qu'on pourrait appeler pilastre postérieur, se porte, de l'angle droit du ventricule , le long du sinus droit , jusqu'au niveau de la base de la colonne libre postérieure , se divise en faisceaux réticulés, et s'unit à cette colonne par des anses à concavité supérieure. L'autre faisceau principal, qu'on pourrait appeler pilastre antérieur, se porte, en traversant la paroi antérieure, vers la base de la colonne antérieure avec laquelle il s'unit par des faisceaux réticulés. Entre ces deux pilastres , les faisceaux saillants sont moins volumineux , se portent plus ou moins obliquement vers le sommet du ventricule , et y forment, en s'unissant entre eux, et avec les divisions des deux pilastres , un réseau à mailles souvent très fines. Entre la naissance du pilastre postérieur et le bord de l'anneau valvulaire uni à l'aorte, existe un espace angulaire lisse, qui commence à la fossette de l'angle droit, et qui se continue, derrière l'anneau et la colonne postérieure, avec la chambre auriculaire.

2º La chambre auriculaire moins spacieuse , se continue en

haut avec l'orifice auriculaire ; en bas, elle se termine par une impasse, à gauche des colonnes, dans le sinus gauche. Ses limites sont, en arrière la paroi ventriculaire postérieure, en avant le tiers gauche de la paroi ventriculaire antérieure, à gauche le sinus gauche, depuis le bord adhérent de l'anneau valvulaire et la fossette de l'angle gauche du cœur, jusqu'à l'impasse. A droite, elle contient les colonnes, les radiations tendineuses et l'anneau valvulaire, qui la séparent de la chambre aortique.

La surface de cette chambre, indépendamment des deux colonnes musculaires libres, offre des faisceaux musculaires légèrement saillants, qui, insérés en haut au pourtour de l'anneau valvulaire à partir de l'adossement avec l'aorte, se portent en bas vers le sommet de la cavité, se divisent en racines réticulées, par lesquelles ils s'unissent entre eux et avec la base des deux colonnes antérieure et postérieure. L'insertion au pourtour de l'anneau se fait quelquefois dans l'angle par de petits et courts tendons. Des parois antérieure et postérieure se détachent les deux colonnes musculaires.

§ 2. — *Points d'insertion des radiations tendineuses et colonnes musculaires.*

L'insertion de toutes les radiations tendineuses se fait, dans le ventricule gauche, exclusivement au sommet de deux colonnes musculaires libres Ces deux colonnes se détachent de la paroi antérieure et de la paroi postérieure, vis-à-vis l'une de l'autre, au-dessus de la pointe du ventricule. Elles naissent des faisceaux réticulés qui couvrent le sommet de la chambre aortique et l'impasse du sinus gauche, et elles s'unissent par leur base au moyen de faisceaux communs, de manière à former une arcade à concavité supérieure.

La colonne postérieure, plus volumineuse, plus large, correspond à la paroi postérieure. Elle se détache de cette paroi, et s'élève verticalement le long et à gauche du sinus droit postérieur. Cette colonne, plus large qu'é-paisse, convexe en arrière, concave en avant, est constituée par deux bords et une partie moyenne. Les deux bords, droit et gauche, situés sur le même plan, ont la forme de deux piliers coniques ; la partie moyenne, située sur un plan pos-terieur, a la forme d'un plan courbe, et rejoint en avant les deux piliers ; de cette disposition il résulte que la face an-térieure de la colonne offre une gouttière longitudinale, qui s'élargit et s'évase de la base au sommet, et qui a pour côtés les deux piliers, pour fond la partie moyenne. Du sommet mamelonné, digité, ou fasciculé des deux piliers et de la partie moyenne, naissent, à côté les uns des autres, au pourtour de la partie la plus évasée de la gouttière longitudinale, des faisceaux de tendons, qui se trouvent ainsi disposés de manière à former *un hémicycle de rayons divergents*, s'ouvrant en avant.

La colonne antérieure, moins large, plus épaisse, se détache de la paroi antérieure à droite du sinus gauche, et s'élève verticalement. Elle est aussi constituée par deux bords droit et gauche sous forme de piliers coniques, et par une partie moyenne qui les unit. Le pilier droit est plus volumineux ; la gouttière longitudinale, creusée sur la face postérieure, est moins large et moins profonde. La portion moyenne a moins d'étendue, et est quelquefois remplacée par un mamelon court, naissant de la base de la colonne en avant. Du som-met mamelonné, digité, ou fasciculé de cette colonne naissent aussi, à côté les uns des autres, et au pourtour de la gouttière, des faisceaux tendineux qui forment un *hémicycle de rayons divergents*, s'ouvrant en arrière.

§ 3. — *Anneau valvulaire.*

L'anneau valvulaire adhère, par son bord supérieur, au pourtour de l'orifice auriculaire, et plonge dans la portion auriculaire du ventricule par son bord inférieur, auquel s'insèrent les radiations tendineuses. Il correspond en avant à la paroi antérieure, en arrière à la paroi postérieure du ventricule, à gauche au sinus gauche, avec lequel il forme en haut une impasse; à droite, il constitue une cloison qui sépare les deux cavités au dessous des deux orifices.

Le bord flottant de l'anneau est constamment libre d'insertions tendineuses dans deux points opposés : l'un à droite, l'autre à gauche. Ces deux points déterminent une division de l'anneau en deux arcs, l'un antérieur, l'autre postérieur, d'une étendue égale. Au bord de l'arc antérieur, s'insèrent les radiations tendineuses de l'hémicycle antérieur; au bord de l'arc postérieur, les radiations de l'hémicycle postérieur.

Par suite de cette disposition, les deux arcs de l'anneau étant déployés, les deux portions de son pourtour qui sont libres de tendons, au devant et en arrière desquelles s'insèrent les radiations tendineuses, représentent le sommet d'arcades à concavité inférieure, dont ces radiations forment les piliers.

L'arcade droite a, pour pilier postérieur, un faisceau de tendons inséré au sommet du pilier droit de la colonne postérieure, et, pour pilier antérieur, un faisceau de tendons inséré au sommet du pilier droit de la colonne antérieure. Elle correspond à l'ouverture de communication des deux portions de la cavité ventriculaire *L'arcade gauche* a, pour pilier postérieur, un faisceau de tendons inséré au sommet du pilier gauche de la colonne postérieure, pour pilier antérieur, un faisceau de tendons inséré au sommet du pilier gauche de la colonne antérieure. Elle correspond *au sinus gauche.* D'une arcade à l'autre, au pourtour onduleux des deux arcs antérieur et postérieur de l'anneau, s'insèrent, à côté les unes des autres , les radiations tendineuses , de manière à ce que la partie moyenne de chaque arc reçoive les radiations moyennes de l'hémicycle correspondant, provenant du faisceau musculaire intermédiaire aux piliers. La hauteur de l'anneau valvulaire , mesurée de son limbe adhérent à son bord libre , est fort inégale , suivant les différentes régions de son pourtour. Ce bord libre , onduleux , est constamment découpé , de manière à présenter , dans deux régions déterminées, celles qui correspondent aux arcades , deux portions plus hautes , languettes triangulaires, à sommet tronqué, qui ont été distinguées sous le nom de valvules , qui ont motivé le nom de valvule bicuspide , sous lequel on désigne l'anneau, et dont la disposition , à l'opposite l'une de l'autre, a fait comparer cet anneau à une mitre. La plus haute de ces portions correspond à l'arcade droite : c'est la *valvule* ou *languette aortique;* la plus courte correspond à l'arcade gauche, c'est la *valvule* ou *languette du sinus gauche.* Chacune de ces valvules constitue , par son sommet , le sommet de l'arcade correspondante , et reçoit des radiations provenant des deux hémicycles , des radiations de l'hémicycle antérieur en avant, des radiations de l'hémicycle postérieur en arrière.

CHAPITRE VII.

Influence de l'état de rapprochement ou d'écartement des colonnes libres sur la forme et les communications de la cavité ventriculaire gauche.

De la combinaison de ces dispositions, et à l'aide d'un mécanisme plus simple et plus facile à saisir que dans le cœur droit, il résulte que la forme de la portion auriculaire du ventricule gauche, le mode de ses communications avec la portion aortique, et l'état de l'orifice auriculo-ventriculaire , sont subordonnés à la position des colonnes musculaires libres, et varient dans deux états opposés de ces colonnes : l'écartement et le rapprochement.

1° Dans l'état d'écartement des colonnes libres, l'anneau valvulaire est déployé et tendu contre les parois de la portion auriculaire du ventricule ; son arc postérieur est appliqué contre la paroi postérieure, et tendu par les radiations de l'hémicycle postérieur ; son arc antérieur est appliqué contre la paroi antérieure, et tendu par les radiations de l'hémicycle antérieur. L'arcade gauche est ouverte, et la languette ou valvule du sinus pend dans ce sinus, déployée et tendue par les petites radiations qui s'insèrent à ses bords. L'arcade droite est ouverte, et la languette ou valvule aortique est déployée dans le sinus droit postérieur, jusqu'au contact de la cloison.

L'anneau valvulaire constitue ainsi une sorte de canal évasé dans sa partie moyenne, dont l'ouverture supérieure est l'orifice auriculaire, libre et agrandi suivant tous ses diamètres, dont l'ouverture inférieure se continue avec les parois de la cavité auriculaire, alors creusée entre les radiations tendineuses des hémicycles et les colonnes antérieure et postérieure écartées. La chambre auriculaire communique largement, dans toute sa hauteur et au-dessous de l'arcade droite, avec la chambre aortique. Le canal valvulaire a une direction telle, que l'axe de l'aire de l'orifice auriculo-ventriculaire, prolongé en bas, atteint le sommet de la cavité ventriculaire, prolongé en haut, atteint le sommet de la cavité de l'appendice auriculaire redressée.

L'écartement des colonnes et ses effets appartiennent à l'état de relâchement des fibres musculaires du ventricule, et conséquemment aussi à l'état cadavérique.

2° Dans l'état de rapprochement des colonnes libres, la colonne antérieure et la colonne postérieure, exactement appliquées l'une contre l'autre, s'engrènent par les saillies et les dépressions de leurs faces opposées ; le pilier droit de la colonne antérieure, la plus volumineuse des saillies, s'adapte à la gouttière longitudinale de la colonne postérieure, et la remplit; le pilier gauche de la colonne postérieure, moins volumineux, s'adapte à la gouttière longitudinale moins profonde de la colonne antérieure, et la remplit. Les deux colonnes ainsi engrénées forment, au centre de la cavité ventriculaire, une seule colonne qui partage l'ouverture de communication latérale des deux chambres, en une moitié antérieure et une moitié postérieure.

Les radiations divergentes sont ramenées à une position parallèle, et constituent, au sommet de la colonne musculaire unique, un seul faisceau Elles entraînent avec elles le bord libre de l'anneau valvulaire qui prend la disposition suivante. La portion moyenne de l'arc postérieur s'applique contre la portion moyenne de l'arc antérieur. Les arcades se ferment, les radiations du pilier droit de la colonne antérieure, engréné avec la gouttière longitudinale de la colonne postérieure, se trouvent ainsi engagées au milieu des radiations de l'hémicycle postérieur, et y entraînent la valvule aortique pliée en dedans de l'anneau, pli que permet le relâchement des petites radiations du bord libre de la languette. Les radiations du pilier gauche de la colonne postérieure s'engagent de même entre les radiations de l'hémicycle antérieur, et y entraînent la valvule du sinus pliée.

Ainsi se trouve supprimé le canal de l'anneau, et fermé l'orifice auriculo-ventriculaire par le rapprochement et le froncement du bord inférieur de cet anneau. La portion moyenne des arcs antérieur et postérieur de l'anneau s'est écartée des parois antérieure et postérieure; la valvule de l'arcade gauche a dégagé le sinus gauche, et la valvule aortique ou de l'arcade droite s'est écartée de la cloison, et a dégagé le sinus droit postérieur et l'orifice aortique. C'est, dès-lors, entre les colonnes, les radiations tendineuses et l'anneau valvulaire, réunis au centre, d'une part, les parois postérieure et antérieure d'autre part, que la cavité auriculaire du ventricule est creusée; et c'est au devant et

en arrière de la colonne musculaire et tendineuse centrale
que la chambre auriculaire communique avec la chambre aortique par une double ouverture. Les radiations tendineuses
réunies laissent entre elles de petits intervalles, qui sont aussi
une voie de communication.

Le rapprochement des colonnes et ses effets appartiennent
à l'état de contraction des fibres musculaires du ventricule.

CHAPITRE VIII.

Conformation extérieure des oreillettes.

Les deux oreillettes sont unies en avant, en arrière et en
haut par des fibres musculaires qui passent de l'une à l'autre,
en dedans par la cloison qui leur est commune. Il est difficile
d'assigner des limites rigoureuses aux diverses parties de
leur périphérie.

La veine cave supérieure s'élève du bord supérieur de la
masse auriculaire, un peu à droite de la ligne médiane, et se continue, par son embouchure, avec la face antérieure commune.

Les appendices auriculaires nées, plus bas, sur les côtés de
cette face, constituent deux éminences en forme de capuchon, dont une face, antérieure, inférieure et interne, est
plane, dont l'autre face, postérieure, supérieure et externe,
est plane dans l'appendice droite, est renflée sous forme de
doigt de gant dans l'appendice gauche. Le bord supérieur des
appendices se dirige en dedans et en haut vers la veine cave
supérieure, et s'unit à l'embouchure de ce vaisseau; dans l'appendice droite, ce bord est très concave et court; dans la
gauche, il est moins concave et plus long. Le bord inférieur
des appendices s'élève librement au-dessus du niveau de la
surface antérieure des oreillettes. Leur sommet, réunion des
bords et des faces, est anguleux dans l'appendice droite, irrégulièrement contourné en spirale dans l'appendice gauche.

Au dessous des appendices, la face antérieure des oreillettes se continue avec la face postérieure : à droite, par un bord arrondi, épais, plus long ; à gauche, par un bord arrondi, moins épais, plus court.

La veine cave supérieure, l'appendice auriculaire droite et la gauche, déterminent les trois angles d'une surface triangulaire dont la veine est le sommet, dont les bords supérieurs forment les côtés inégaux, dont la base idéale traverserait obliquement de haut en bas et de droite à gauche, d'une appendice à l'autre, la face antérieure de la masse auriculaire, à une distance du sillon graduellement moindre de droite à gauche. Cette surface triangulaire forme la partie supérieure de la face antérieure des oreillettes, et se continue, sans ligne de démarcation, avec la portion inférieure, bande transversale, que limitent, en bas, le sillon circulaire, latéralement, les bords droit et gauche. La face antérieure, concave de droite à gauche, surtout au niveau des appendices, est traversée de haut en bas dans sa partie moyenne par un sillon peu profond qui correspond à la cloison interauriculaire, *sillon interauriculaire antérieur*, et qui sépare cette face en une portion droite, *face antérieure de l'oreillette droite*, et en une portion gauche, *face antérieure de l'oreillette gauche*.

La face postérieure est constituée par la juxta-position latérale de deux surfaces orbiculaires appartenant à deux sphéroïdes inégaux, le droit plus volumineux, plus régulier, le gauche plus petit, à contours moins arrondis, *faces postérieures des oreillettes*. Un sillon courbe, à concavité tournée vers la droite, profond en haut et en bas, superficiel au milieu, sépare ces deux sphéroïdes, *sillon interauriculaire postérieur*. Tout près du sillon, le sphéroïde droit donne naissance à la veine cave inférieure qui correspond au milieu de la face postérieure. Au-dessous de l'embouchure de cette veine, naît du sphéroïde droit, et se porte horizontalement à gauche, en passant sur le sillon et en s'avançant sur le sphéroïde gauche, la veine coronaire.

La face postérieure de l'oreillette droite se continue en haut et en dedans par un prolongement infundibuliforme avec la veine cave supérieure. Elle est limitée à gauche par le sillon médian, en bas par la portion droite du sillon circulaire, à droite et en haut par un bord hémisphérique.

La face postérieure de l'oreillette gauche offre, en haut et à droite, la veine pulmonaire postérieure droite, en haut et à gauche, la veine pulmonaire postérieure gauche. Elle est limitée en haut par l'intervalle des deux veines pulmonaires, à droite par le sillon médian, en bas par la portion gauche du sillon circulaire, à gauche par la partie du bord gauche qui s'étend du sillon circulaire à la veine pulmonaire gauche.

La réunion des faces antérieure et postérieure sur les côtés et en haut, se fait par les bords latéraux et supérieurs, qui, dans leur développement vertical, décrivent, d'un angle du cœur à l'autre, une courbe irrégulière en demi-cercle. *Le bord droit* appartient à l'oreillette droite; il décrit de bas en haut, à partir de l'angle droit du cœur, une courbe régulière; il s'élargit au niveau de l'appendice pour se continuer avec sa face supérieure, puis se contourne à gauche pour constituer la partie droite du bord supérieur. Cette partie, *bord supérieur de l'oreillette droite*, courte, se termine, en se rétrécissant et se relevant, à l'embouchure de la veine cave supérieure, dont elle contribue à former le col.

Le bord gauche appartient à l'oreillette gauche. Après un court trajet à partir de l'angle gauche du cœur, il s'élargit pour se continuer, en avant, avec la face supérieure de l'appendice gauche, en arrière, avec l'embouchure de la veine pulmonaire antérieure gauche; il offre, entre ces deux parties proéminentes, une gouttière, et se continue, au-delà de l'appendice, avec la partie gauche du bord supérieur. Cette partie, *bord supérieur de l'oreillette gauche*, plus longue et plus large que la droite, gagne un peu obliquement, de bas en haut, et en se bifurquant, par une division postérieure plus large, l'embouchure de la veine pulmonaire antérieure droite ; par une division antérieure plus mince, l'embouchure de la veine cave supérieure. L'intervalle de ces deux divisions commence, derrière la veine cave, le sillon interauriculaire postérieur.

Les deux bords par lesquels les oreillettes se touchent, constituent, en s'adossant, la cloison interauriculaire. Cette paroi, commune aux deux oreillettes, a une forme ovalaire, et s'étend dans une direction à peu près verticale, d'avant en arrière, d'un sillon à l'autre ; de haut en bas, de l'intervalle des deux orifices auriculaires, et du côté gauche de l'embouchure de la veine cave postérieure, au côté gauche de l'embouchure de la veine cave supérieure.

CHAPITRE IX.

Conformation intérieure des oreillettes.

§ 1. — *Cavité auriculaire droite.*

La cavité de l'oreillette droite résulte de la réunion d'une paroi antérieure à une paroi postérieure, par des bords latéraux et supérieur, au-dessus d'une base.

La base de l'oreillette offre, à l'intérieur, l'ouverture auriculo-ventriculaire, et une petite portion de paroi, située en arrière et à gauche de l'ouverture.

L'ouverture auriculo-ventriculaire a la forme d'un ovale dont l'extrémité droite, régulièrement courbe, correspond à l'angle droit du cœur ; dont l'extrémité gauche, comme tronquée, correspond au bord droit de l'aorte. Elle peut prendre presque exactement la forme circulaire par l'écartement de ses arcs antérieur et postérieur. Une ligne blanche fibreuse, le long de laquelle s'attache l'anneau val-

valaire, indique et limite cette ouverture, et en constitue
l'orifice.

Un peu en arrière et au-dessous du tubercule droit, naît
de l'orifice aortique l'arc postérieur de l'orifice auriculaire.
La ligne blanche, qui l'indique, se porte en bas et à droite,
sur la saillie de l'angle droit du ventricule gauche ; puis elle
suit le bord du ventricule droit jusqu'à son angle droit, où
elle se continue avec l'arc antérieur par une courbe qui
forme l'extrémité droite de l'ouverture ovalaire. Du même
point, en formant un angle avec l'arc postérieur, naît l'arc
antérieur. La ligne, qui l'indique, se porte de bas en haut, en
contournant l'aorte d'arrière en avant, et rejoint presque
immédiatement le tubercule sur le bord droit du vaisseau ;
elle continue encore un peu à monter le long de ce bord,
jusqu'au niveau du pli de la voûte de l'espace triangulaire
droit. Au niveau de ce pli, la ligne forme un angle, et se
contourne à droite, pour suivre le sillon circulaire et le bord
supérieur du ventricule jusqu'à l'angle droit. L'ovale de
l'ouverture se termine ainsi, à gauche, par un bord rectiligne
qui s'étend de l'angle d'origine des deux arcs à l'angle qui
correspond au pli de l'espace triangulaire. Par l'écartement
des deux arcs, l'angle de l'arc antérieur s'efface, et sa courbure devient régulièrement circulaire

Le plan de l'ouverture auriculaire est incliné de gauche à
droite et d'avant en arrière. L'arc antérieur, au niveau du
pli de l'espace triangulaire, est plus élevé que le postérieur,
auquel l'unit le bord gauche terminal, oblique de haut en bas
et d'avant en arrière. Il s'abaisse graduellement de gauche
à droite, de manière à ce que les deux arcs soient à peu près
au même niveau, quand ils s'unissent pour former, dans l'angle
du cœur, l'extrémité droite de l'ovale.

L'orifice auriculaire correspond au sillon circulaire dans
la plus grande partie de son pourtour ; s'appuie sur l'angle
du ventricule gauche par l'extrémité gauche de son arc postérieur ; avoisine, sans le toucher, l'orifice auriculaire

gauche par le sommet de l'angle d'union des deux arcs ; est contigu et adhérent à l'orifice aortique et à l'aorte jusqu'au tubercule droit , et est simplement contigu au bord droit de l'aorte, jusqu'au niveau du pli de l'espace triangulaire , où il redevient libre.

La portion de paroi qui fait partie de la base de la cavité auriculaire, correspond à la saillie de l'angle droit du ventricule gauche et y adhère. Elle est triangulaire ; sa base tournée à gauche et un peu en avant, correspond au sillon circulaire antérieur , depuis l'angle d'union des deux arcs de l'orifice jusqu'à la cloison ; son sommet aigu se perd à droite sur la ligne de l'orifice ; son côté antérieur correspond à cette ligne ; son côté postérieur se continue, sans ligne de démarcation, avec la paroi postérieure.

La paroi antérieure de la cavité auriculaire s'unit à angle droit, au niveau du sillon interauriculaire antérieur, avec la paroi gauche , ou paroi de la cloison , et forme dans l'angle d'union un *sinus gauche*, vertical , qui se termine en bas par une petite fossette sur la portion triangulaire de la base , et qui se continue en haut avec le sinus du côté gauche de la veine cave supérieure. Elle s'unit du côté droit sans ligne de démarcation, par la paroi droite, avec la paroi postérieure.

A partir du sinus gauche jusqu'à l'orifice de l'appendice, la paroi antérieure est lisse , et offre , quelquefois , près de l'embouchure de la veine cave supérieure, une arcade à convexité supérieure, bordée d'un repli.

L'orifice de l'appendice à peu près circulaire , tourné en arrière et en bas, est percé au-dessus de l'arc antérieur de l'orifice auriculaire, et est constitué , au niveau de l'angle antérieur de cet arc, par une arcade musculaire à concavité tournée à droite , semi-lunaire , dont la corne supérieure se continue, pour former le haut de l'orifice , avec les colonnes musculaires de l'appendice , dont la corne inférieure se perd en bas, le long de l'arc antérieur de l'orifice auriculaire. A droite et à partir de l'orifice de l'appendice, la paroi antérieure offre des colonnes musculaires qui forment le pourtour droit de cet orifice, qui s'unissent par arcades supérieures et inférieures avec des colonnes semblables, plus fines, dont l'intérieur de la cavité de l'appendice est tapissée, et avec des colonnes semblables, plus volumineuses, dont sont revêtues de haut en bas la paroi droite et la portion droite de la paroi postérieure, jusqu'au niveau de l'embouchure de la veine cave inférieure. Ces colonnes s'attachent, en bas, à une bande musculaire lisse qui borde l'orifice de l'ouverture auriculaire, sur les parois antérieure, droite et postérieure; en haut, à une bande musculaire, lisse aussi, qui s'étend du bord droit de l'embouchure de la veine cave supérieure jusqu'à la paroi droite, et qui constitue par conséquent la paroi supérieure.

La paroi postérieure offre, à droite, les colonnes précédemment indiquées, à gauche et en haut, l'embouchure de la veine cave inférieure.

L'orifice de cette embouchure, continu à gauche avec le plan de la cloison, continu en haut avec l'embouchure de la veine cave supérieure par le pont oblique de bas en haut et d'avant en arrière qui réunit les deux veines, offre, dans la portion droite et inférieure de son pourtour, une valvule semilunaire, dont le bord tranchant concave est tourné à gauche, dont la corne supérieure se perd au-dessus de l'orifice, dont la corne inférieure se prolonge obliquement de droite à gauche et d'arrière en avant, le long de la paroi de la cloison, jusqu'à la fossette qui correspond à la portion triangulaire de la base de la cavité auriculaire; *valvule d'Eustachi*. De cette disposition résulte, entre le bord libre de la corne inférieure et le plan de la cloison, une rigole qui, assez large en arrière, s'atténue graduellement, pour s'effacer en avant au-dessus de la fossette indiquée. L'existence de cette valvule concourt puissamment à donner à l'embouchure de la veine cave inférieure, une direction oblique de droite à gauche, telle que l'axe de cette ouverture atteindrait la paroi de la cloison vers sa partie inférieure moyenne. La forme et les dimensions de la valvule d'Eustachi sont très variables chez l'adulte ; assez fréquemment, la valvule est remplacée par un assemblage de filaments longitudinaux et transversaux , formant un réseau dont les mailles sont percées à jour, ou fermées par une membrane très fine.

Au-dessous de l'orifice de la veine cave postérieure, au-dessous et à droite de la valvule semilunaire , existe une fossette plus ou moins large et profonde, qui fait partie de la paroi postérieure , qui est tapissée de haut en bas par de petites colonnes musculaires , qui offre en bas et à gauche, au pied de la paroi de la cloison , l'orifice de la grande veine coronaire, recouvert par une valvule mince et transparente, tendue de haut en bas , à bord libre concave tourné à gauche et en avant du côté de la cloison ; *fosse* et *valvule coronaires*.

La paroi gauche, ou cloison, la moins étendue de toutes, verticale, contiguë à la paroi correspondante de l'oreillette gauche , offre une dépression presque circulaire, entourée d'un cadre plus ou moins saillant, *fosse ovale*. La fosse est constituée par une lame lisse , *valvule interauriculaire*, qu'encadre une sorte de bourrelet circulaire, *cadre ou anneau interauriculaire*, plus prononcé en bas et en avant, où une rainure souvent assez profonde est creusée entre la lame et son bord. La portion supérieure et antérieure de l'anneau se continue avec l'embouchure de la veine cave supérieure ; et offre un repli plus ou moins développé sous forme de valvule à concavité inférieure et postérieure. La portion postérieure presque plane se continue avec l'embouchure de la veine cave inférieure. La portion inférieure plus large se continue, en arrière, avec cette embouchure, et, à droite, avec la face supérieure de la corne inférieure de la valvule d'Eustachi , et forme le fond de la rigole indiquée.

Au voisinage de la fosse ovale , se font remarquer, à la surface des parois, de petites ouvertures arrondies , que l'on considère généralement comme des orifices veineux, *trous de Thébesius.*

----

§ 2. — *Cavité auriculaire gauche.*

L'ouverture auriculo-ventriculaire a la forme d'un ovale presque circulaire, dont les extrémités régulièrement courbes correspondent, la gauche à l'angle gauche du cœur, la droite à l'angle droit du ventricule gauche. L'axe de l'ovale, un peu oblique d'avant en arrière et de gauche à droite, a moins de longueur que l'axe de l'orifice auriculaire droit. Le plan de l'ouverture est incliné d'avant en arrière, et à peu près horizontal de droite à gauche. Les deux extrémités de l'orifice gauche et son arc antérieur sont à peu près de niveau avec la partie gauche de l'arc antérieur de l'orifice droit, et, par conséquent, plus élevées que l'extrémité droite de l'orifice droit. L'arc postérieur est aussi sensiblement plus élevé dans l'orifice gauche.

La ligne blanche, qui indique le pourtour de l'orifice auriculaire gauche, est sinueuse. Elle correspond dans presque tout son pourtour au sillon circulaire. L'arc antérieur s'étend, en suivant ce sillon, de l'angle gauche, le long du bord supérieur du ventricule, jusqu'au bord gauche de l'orifice aortique ; le long de la partie postérieure gauche de cet orifice ; puis le long de la cloison interauriculaire, jusqu'à l'origine du sillon interauriculaire postérieur, au sommet de l'éminence triangulaire médiane du bord ventriculaire postérieur. L'arc postérieur s'étend, de l'angle gauche du ventricule, le long du bord supérieur du ventricule gauche, jusqu'au sommet de l'éminence triangulaire.

Les parois de la cavité sont lisses. L'ouverture de l'appendice auriculaire, ovalaire, tournée en arrière et en bas, est lisse. Des colonnes musculaires font saillie au-dedans de sa cavité. La paroi de la cloison offre les traces de l'adhérence contractée, depuis la naissance, par la valvule interauriculaire avec le côté gauche du pourtour antérieur de l'anneau. Un peu en avant de la fosse, un repli semi-lunaire, à concavité tournée en avant, représente le bord antérieur de cette valvule. Les cornes du repli sont plus ou moins rapprochées. Entre le repli et la paroi existe un sillon qui correspond au fond de la rainure antérieure de la fosse ovale.

Les ouvertures des veines pulmonaires antérieures et postérieures sont séparées par un pont étroit et lisse, et correspondent : les droites, au sommet de la cloison ; les gauches, à l'angle d'union des bords supérieur et gauche, au-dessus et en arrière de l'orifice de l'appendice.

Section 2. — *Structure musculaire du cœur.*

CHAPITRE PREMIER.

Structure des ventricules.

§ 1. — *Considérations générales.*

Bien que la disposition des fibres musculaires , qui constituent les parois des ventricules, puisse être ramenée à des
lois très simples , elle offre néanmoins, en fait, un entrelacement fort compliqué[1]. Ainsi, comme l'a très bien vu M. Gerdy,
chaque fibre, isolément considérée , se résume définitivement en une anse dont les deux chefs sont immédiatement ou

[1] En accordant à Sténon et à Lower l'honneur d'avoir, les premiers,
entrevu la véritable structure du cœur, et en ne tenant pas compte
du témoignage que Borelli s'est rendu à lui-même sur l'antériorité
de ses recherches propres, l'histoire a rendu un arrêt conforme à
la jurisprudence qui doit faire loi dans les questions de priorité. La
date de publication est, pour Sténon, 1664; pour Lower, 1669; pour
Borelli, 1680. Et toutefois, cet arrêt pourrait bien n'avoir pas sanctionné la vérité ! La bonne foi de Borelli ne peut être suspectée. Il
invoquait le témoignage de Malpighi, encore vivant. Son exposé de
la structure musculaire du cœur, plus clair, plus net et plus voisin
de la vérité que la description de Lower, semble appartenir à une
conception originale. Voici cet exposé.
Prop. 35. Cordis structuram exponere.
…. Præterea dispositio et configuratio fibrarum cordis diversissima ab illis est; non enim fibræ sunt directæ, nec parallelæ inter se,
sed curvæ et spirales , quæ miris modis inter se implicantur, non
quidem textura simili ei , qua cistæ vimineæ conflantur, ut credidit Vesallius , sed mirabiliori artificio dispositæ. Immediate enim
sub externa cordis membrana a basi cordis, et ab orificiis circularibus tendinosis, in quibus desinunt venæ cavæ et pulmonaris auriculæ, nec non a principiis arteriarum aortæ et pulmonaris, pro-

médiatement attachés au pourtour des anneaux fibreux de la base des ventricules. Mais, il y a loin de cette vue générale à la détermination exacte des diverses conditions de longueur, de forme, de situation, que ces anses revêtent dans les diverses régions, pour engendrer les ventricules dans toutes leurs particularités de forme et de connexion, soit entre eux, soit avec les cavités auriculaires et artérielles. Ainsi, comme le nécessite à priori la nature des effets à produire, conformément au type général des muscles creux, chaque anse, dans une partie ou dans la totalité de son trajet, représente, par rapport à la cavité qu'elle enserre, une fibre longitudinale ou une fibre annulaire. Mais, qu'il y a loin encore de cette vue générale conçue à priori, à sa vérification, par les détails de la structure, dans toutes les régions des ventricules ! D'ailleurs, l'anatomie ne se contente pas d'une conception vraie de la structure au point de vue le plus général; il est dans sa nature de réclamer la description même minutieuse de tous les éléments de la forme organique. Cette exi-

pagatur stratum fibrarum carnosarum, quæ fere æquidistantes sunt inter se, et directe a basi versus mucronem tendentes, ubi variè inflexæ et contextæ reflectuntur versus internas cavitates ventriculorum. Huic strato succedunt alia fibrarum strata oblique et spiraliter descendentia, quorum fibræ semper magis ac magis inclinatæ pariter versus mucronem tendentes, antequam apicem attingant, decussantur, et texuntur inter se, et cum aliis ordinibus fibrarum, et inde interius reflectuntur, et partim spiris obliquis et transversis veluti fasciis ad basim cordis reflectuntur, partim internas columnas componere videntur, quibus funiculi valvularum cuspidum et mitralium alligantur, partim transversè contextæ sinum ventriculi dextri efformant.

Hanc mirabilem structuram primum mihi videre contigit Pisis, adstante clarissimo Malpighio, anno 1657. Postea novi alios eadem adnotasse; tandem claris. Lowerus et Laurentius Bellinus exactam cordis contexturam indagarunt, dissolvendo fibrarum perplexam colligationem ad instar glomi. Quod mihi videre non licuit, cum post elixationem facile fibræ lacerentur et disrumpantur, antequam plicaturæ decussatæ dissolvantur.

Borelli : *De motu animalium*. Pars secunda.

gence n'a de limites que l'utilité réelle. Or, dans un organe
dont la fonction est toute mécanique, toutes les particularités de forme, nécessairement coordonnées par rapport à
une action mécanique, sont physiologiquement utiles à
connaître. Et si, en général, il est important qu'une conception destinée à embrasser tous les élémens de la structure d'un organe, soit vérifiée à propos de chacun de ces
élémens, une telle vérification est réellement indispensable
quand il s'agit du cœur, dont la structure est encore, pour
certains élémens, ou obscure, ou indéterminée.

Plusieurs circonstances concourent à rendre la structure
du cœur difficile à comprendre, et encore plus difficile à exposer. Les diverses anses musculaires, en s'enroulant dans les
parois ventriculaires, parcourent des trajets inégaux, suivent
des directions différentes, passent de la région antérieure
à la région postérieure, contournent un seul bord, les deux
bords, deux fois le même bord, se recouvrent, s'associent,
s'entrecroisent. Chaque anse, en particulier, prend, par suite
de l'étendue et du mode de son enroulement, des directions
et une forme particulières ; les unes gardent leur forme générale d'anse ; les autres se contournent plusieurs fois sur
elles-mêmes, et produisent, par l'entrecroisement de leurs
chefs, en un point variable de leur trajet, des figures plus
ou moins semblables à celle d'un 8. La plupart des anses,
plus ou moins superficielles pendant une partie de leur trajet, s'enfoncent dans l'épaisseur des parois, s'engagent sous
d'autres anses dont elles croisent la direction, puis, dans le
reste de leur trajet, se rapprochent incessamment de la surface opposée qu'elles concourent à constituer ; de telle sorte
qu'une même anse, par les divers points de son trajet, appartient à la surface extérieure, à la partie moyenne et à la
surface interne des parois.

Tous ces changements de direction ne se font pas par
masses et brusquement ; ils se font graduellement, et, en quelque sorte, de fibre à fibre, d'anse à anse. Les anses et les

fibres s'associent bien pour constituer des faisceaux, des lames, et mêmes des couches, mais, dans chaque faisceau, dans chaque lame, dans chaque couche, la direction des fibres n'est pas une; et plus le faisceau, la lame et la couche, qu'on examine, ont d'épaisseur, plus le changement qui s'opère graduellement dans les fibres est sensible d'une surface à l'autre. Enfin, des fibres passent incessamment d'un faisceau à un faisceau, d'une lame à une lame, d'une couche à une couche, de manière à ce qu'aucune séparation, un peu étendue, ne puisse être réalisée entre les faisceaux, les lames et les couches, sans rupture de fibres.

Il résulte de la combinaison de toutes ces particularités, que les anses sont très difficiles à suivre et à isoler dans toute l'étendue de leur trajet, et que la détermination des faisceaux, des lames et des couches, que les anses forment par leur association, est tout-à-fait arbitraire, si l'on ne tient compte que de la direction des fibres, est encore fort difficile, si l'on introduit dans cette détermination la considération de l'origine et de la terminaison.

Enfin, le fait de la génération de deux ventricules avec des parois propres quoique continues, au moyen d'anses pour la plupart communes, est une complication de structure devant laquelle l'interprétation anatomique a communément échoué.

---

§ 2. — *Anneaux fibreux d'insertion.*

Les fibres musculaires des ventricules, par leurs extrémités, soit d'origine, soit de terminaison, s'insèrent immédiatement ou médiatement aux anneaux fibreux qui entourent ou forment les ouvertures, par lesquelles les cavités ventriculaires communiquent avec les cavités auriculaires et artérielles. Ces anneaux fibreux sont simples aux ouvertures de communication artérielle, et sont constitués par l'origine même des vaisseaux. Ils sont doublés aux ouvertures de communication auriculaire, et sont constitués par les orifices auriculaires eux-mêmes, et par le bord inférieur des anneaux valvulaires. La situation relative de ces anneaux à la base des ventricules, précédemment décrite, a permis de les concevoir comme développés autour de l'anneau aortique, qui occupe à peu près le centre de cette base, et comme ayant entre eux, par une portion de leur pourtour, des points de contact tels que, pour chacun de ces anneaux, une portion du pourtour est libre à l'extérieur, et fait partie de la circonférence du cœur, tandis qu'une autre portion se trouve cachée au dedans de cette circonférence. Au point de vue de la structure, l'orifice aortique qui donne, par son pourtour, attache aux autres anneaux, peut plus légitimement encore être considéré comme leur centre.

L'arc antérieur de l'orifice aortique, du bord droit au bord gauche de ce vaisseau, correspond au sillon interartériel, à la valvule sigmoïde antérieure et au tiers antérieur de la valvule sigmoïde gauche. L'arc postérieur correspond à la portion cachée du sillon circulaire, aux deux tiers postérieurs de la valvule droite, et au tiers postérieur de la valvule gauche. Le bord droit correspond à l'espace triangulaire droit, et au tiers antérieur de la valvule droite, le bord gauche à l'espace triangulaire gauche et au tiers moyen de la valvule gauche.

Du bord droit de l'aorte, au milieu de l'intervalle angulaire des valvules antérieure et droite, naît, par une saillie tuberculeuse, un filament fibro-cartilagineux, qui fait partie de l'arc antérieur de l'orifice auriculaire droit, et qui contourne, en avant et de gauche à droite, l'ouverture auriculaire et le sillon circulaire, *filament cartilagineux droit.* Du bord gauche de l'aorte, au niveau du bord convexe de la valvule sigmoïde gauche, naît, par un tubercule plus volumineux, un filament fibro-cartilagineux plus prononcé, qui fait partie de l'arc antérieur de l'orifice auriculaire gauche, et qui contourne en avant, et de droite à gauche, l'ouverture auriculaire et le sillon circulaire, *filament cartilagineux gauche.* Du milieu de l'arc postérieur de l'orifice aortique, au niveau du bord convexe de la valvule sigmoïde droite, naît un filament cartilagineux encore plus volumineux, qui se porte d'avant en arrière, le long de la cloison, puis de droite à gauche, qui fait partie de l'arc postérieur de l'orifice auriculaire gauche, et qui contourne l'ouverture auriculaire le long de la cloison et du sillon circulaire, *filament cartilagineux postérieur.* De ce filament au niveau de l'angle d'union postérieure des oreillettes, se détache un rameau qui descend le long du bord droit de l'éminence triangulaire, pour faire partie de l'arc postérieur de l'orifice auriculaire, droit, en contournant, de gauche à droite et en arrière, le sillon circulaire, *rameau droit du filament cartilagineux postérieur.* En poursuivant leur trajet, l'un à droite, l'autre à gauche, le filament postérieur et son rameau droit rejoignent, par un tissu fibreux intermédiaire qui achève le cercle au niveau des angles droit et gauche du cœur, les filaments antérieurs droit et gauche.

Entre l'origine du filament postérieur et du filament antérieur droit, l'orifice aortique est accolé d'abord à l'orifice auriculaire droit, puis à une petite portion de la paroi antérieure de l'oreillette, au niveau de l'angle droit du ventricule gauche. Entre l'origine du filament postérieur et du filament antérieur gauche, l'orifice aortique est accolé à l'orifice auriculaire gauche, au niveau de la valvule mitrale.

En avant et à gauche, au niveau de l'angle d'union des valvules sigmoïdes antérieure et gauche, naît de l'aorte un trousseau fibreux court et épais, qui se porte d'arrière en avant, et s'insère à l'artère pulmonaire, de manière à la fixer au contact de l'aorte, *ligament aortico-pulmonaire.*

§ 3. — *Disposition générale des fibres à la surface externe des parois ventriculaires.*

Les fibres musculaires de la couche superficielle externe s'insèrent le long de tout le pourtour extérieur libre des anneaux auriculaires et aortique réunis. Cette insertion se fait obliquement, sous des angles plus ou moins aigus, par de petits faisceaux qui se recouvrent les uns les autres dans le sens de l'ouverture des angles, c'est-à-dire de droite à gauche pour la région antérieure du cœur, et de gauche à droite pour la région postérieure. A partir de leur point d'insertion, les fibres, tout en conservant leur direction oblique, s'infléchissent de bas en haut, et de dedans en dehors, de manière à constituer, en se recouvrant les unes les autres, le bord supérieur des ventricules. De ce bord, elles descendent plus ou moins obliquement vers la pointe du cœur, en décrivant des courbes qui varient suivant les régions.

1° *Région du ventricule droit.*

Les fibres musculaires superficielles et externes du ventricule droit représentent généralement des anses qui, attachées par un bout, le long de l'arc antérieur de l'anneau aortique, du pourtour extérieur libre de l'anneau auriculaire droit, et du sillon interventriculaire postérieur, se terminent par l'autre bout le long de l'arc antérieur de l'anneau pulmonaire, et le long du sillon interventriculaire antérieur. Ces anses embrassent ainsi, de haut en bas, l'appendice pulmonaire et le bord supérieur du ventricule droit, et, d'arrière en avant, son bord droit.

De ces anses, les unes s'insèrent réellement en haut au delà du bord du cœur, le long de la portion indiquée du pourtour des anneaux fibreux ; les autres, moins nombreuses, ont, dans le sillon postérieur depuis l'échancrure supérieure jusqu'au sommet du ventricule , une origine qui sera plus tard déterminée. De ces points d'origine , les anses musculaires avec des courbures, et suivant des directions différentes, se portent généralement, en s'étageant les unes au dessus des autres, vers le sillon antérieur où elles ont des connexions particulières. En tenant compte à la fois de l'insertion et de la terminaison réelles ou apparentes de ces anses, on peut en distinguer plusieurs groupes, et déterminer , pour chacun de ces groupes principaux, une situation et une direction spéciales.

1º De l'éminence triangulaire du bord supérieur des ventricules, correspondante à l'angle droit du ventricule gauche, descendent des fibres qui s'infléchissent en arcades, à concavité supérieure, pour constituer l'échancrure, qui s'écartent, au dessous de l'échancrure, pour livrer passage à des vaisseaux , et qui se relèvent ensuite pour gagner le bord droit du cœur.

2º Du pourtour de l'anneau auriculaire droit, à partir de l'échancrure, jusqu'au niveau du col de l'appendice pulmonaire, naissent des fibres qui se comportent ainsi qu'il suit. a. Les fibres qui s'insèrent à l'arc postérieur de l'anneau se dirigent de gauche à droite vers le bord droit du ventricule, contournent ce bord en recouvrant les anses précédentes , et, parvenues à la face antérieure , se rendent au sillon antérieur en s'étageant les unes au-dessus des autres, et en formant des anses dont la convexité, de supérieure qu'elle était pour les anses les plus inférieures , se tourne de plus en plus à gauche pour les supérieures. — b. Les fibres qui naissent de l'arc antérieur de l'anneau, depuis l'angle droit jusqu'à l'angle pulmonaire du ventricule, appartiennent exclusivement à la face antérieure, dont elles occupent les régions supérieure , moyenne et gauche; elles se rendent, en convergeant, vers le sillon antérieur, et forment, au-dessus et à gauche des anses précédentes , des anses à convexité tournée vers la gauche. De ces anses , celles qui correspondent à la région de l'appendice croisent, à angle droit, l'axe de sa cavité.

3° De l'extrémité gauche de l'anneau auriculaire droit, de l'angle rentrant qu'il forme en s'accolant à l'anneau aortique, et de la portion de ce dernier anneau qui correspond à la valvule sigmoïde antérieure, naissent des fibres qui forment le plancher de l'espace triangulaire droit, qui concourent à former le col et la paroi postérieure de l'appendice pulmonaire, l'angle pulmonaire, le sphincter de l'anneau auriculaire, et qui fournissent à la paroi antérieure de l'appendice plusieurs anses, rejoignant les anses précédemment décrites.

4° Du bord inférieur de l'anneau pulmonaire, un peu au dessus de l'échancrure antérieure, naissent des fibres qui contournent ce bord d'avant en arrière, et s'insèrent, en partie à son arc postérieur, en partie à l'arc antérieur de l'anneau aortique, constituant une petite arcade à concavité supérieure qui embrasse le bord inférieur de l'appendice, près de l'anneau pulmonaire.

5° Les fibres superficielles, qui ont leur origine apparente dans le sillon postérieur, se portent obliquement de haut en bas, vers le bord droit du ventricule, contournent ce bord, et, parvenues à la face antérieure, se dirigent vers le sillon antérieur, qu'elles atteignent dans sa portion inférieure, après un trajet d'autant plus court qu'elles sont plus voisines du sommet du ventricule. Vers ce sommet, les plus inférieures de ces fibres sont très courtes, ne parviennent pas jusqu'à la face antérieure, et s'arrêtent sur le bord du cœur, qu'elles atteignent en suivant une direction presque horizontale.

2° *Région du ventricule gauche.*

Les fibres superficielles externes du ventricule gauche représentent généralement des faisceaux contournés en S, qui, fixés, par leur extrémité supérieure, le long du sillon antérieur, depuis son angle d'union avec le sillon postérieur au dessous du sommet du ventricule droit, jusqu'à son échancrure supérieure, et le long du contour libre des anneaux tendineux, aortique et auriculaire gauche, depuis le ligament aortico-pulmonaire, jusqu'à la cloison inter-auriculaire, se dirigent de haut en bas, et se rendent par leur seconde courbure, le plus grand nombre, en convergeant, au foramen de la pointe du cœur, qui représente ainsi le centre de leurs radiations, le plus petit nombre le long du sillon postérieur depuis son échancrure supérieure jusqu'au sommet du ventricule droit. L'origine supérieure de ces anses est une insertion réelle, pour toutes celles qui commencent au pourtour externe des anneaux tendineux ; elle n'est qu'une insertion apparente, pour toutes celles qui commencent le long du sillon antérieur. La terminaison inférieure de ces anses n'est, pour toutes, qu'apparente, aussi bien pour celles qui convergent vers le foramen, que pour celles qui se rendent au sillon postérieur. On peut distinguer, dans les fibres superficielles du ventricule gauche, plusieurs groupes.

Les fibres, qui semblent naître du sillon antérieur depuis son union avec le sillon postérieur, jusqu'à l'échancrure antérieure, se comportent extérieurement ainsi qu'il suit :

1° Sur le bord droit du cœur, à partir du sommet du ventricule droit, des fibres se dirigent presque verticalement vers la pointe du cœur ; elles se contournent légèrement en S dans ce trajet, et forment, au dessous du sommet de ce ventricule, un faisceau court, qui se termine, par sa pointe légèrement recourbée d'avant en arrière, au foyer des radiations du ventricule gauche. Ces fibres, au point de leur insertion, coupent, à angle presque droit, les anses terminales du ventricule droit, qui sont presque horizontales. Elles correspondent à la partie inférieure du bord droit du cœur, et bornent à droite le foramen.

2° Du bord droit du cœur jusqu'à l'union des deux tiers

inférieurs avec le tiers supérieur du sillon, (point où une branche artérielle s'introduit dans la substance du cœur et longe ce sillon au dessous des fibres musculaires), les fibres musculaires se portent vers la pointe du cœur, en suivant une direction très légèrement oblique, et en convergeant de manière à former un faisceau triangulaire dont la base est au sillon, dont le bord droit s'applique au faisceau précédent en le contournant, dont la pointe est au foyer, et se recourbe de gauche à droite, de manière à recevoir dans cette courbure la pointe du faisceau précédent. La direction de ces fibres, comparée à celle des fibres du ventricule droit qui aboutissent au sillon, change graduellement de bas en haut; les plus inférieures se croisent à angle; les moyennes tendent à devenir parallèles, et les supérieures semblent se continuer à travers le sillon. Ces fibres bornent en avant le foramen.

3º Les fibres nées du tiers supérieur du sillon, prennent d'une manière plus marquée la forme de faisceaux à courbure en S. Ces faisceaux, au nombre de deux ou trois, se dirigent d'abord de droite à gauche vers le bord gauche du cœur, dont ils constituent la portion inférieure; puis ils s'infléchissent de gauche à droite, de manière à gagner le foyer de la pointe, en contournant le faisceau précédent, dont ils embrassent l'angle inférieur par une courbe à concavité supérieure, et rejoignent le sommet du premier faisceau au foyer des radiations, dont ils contournent le foramen d'avant en arrière et de gauche à droite. Ces fibres bornent le foramen à gauche.

Les autres fibres superficielles externes du ventricule gauche, naissent réellement en haut du pourtour libre des anneaux.

4º Les fibres nées du pourtour de l'anneau aortique, constituent plusieurs faisceaux, qui forment, au dessous de l'artère pulmonaire, le bord supérieur du ventricule gauche. Ils se portent de droite à gauche, vers le bord gauche du cœur, puis se recourbent de haut en bas et de gauche à droite le long de ce bord, et s'unissent aux fibres qui naissent du pourtour auriculaire, depuis l'angle d'union avec l'aorte, jusqu'un peu au-delà de l'angle gauche du ventricule et du cœur, de manière à constituer, sur ce bord et un peu en arrière de lui, un faisceau commun. Les fibres nées du pourtour de l'oreillette, s'infléchissent à leur naissance, de manière à former, par une courbure à convexité supérieure, le bord supérieur antérieur et l'angle gauche du ventricule. Elles descendent presque verticalement le long du bord gauche, en s'inclinant vers la face postérieure. Elles représentent, quand on les examine par la face postérieure, des anses, à convexité gauche, dont la courbure est à peu près exactement celle du bord gauche du cœur. Le faisceau commun qui résulte de l'association, par convergence, de ces deux ordres de fibres, se porte de gauche à droite sur la face postérieure; et, parvenu au niveau du sommet du ventricule droit, il se contourne de haut en bas et de droite à gauche, de manière à embrasser, à la pointe du cœur, les radiations focales des faisceaux précédemment décrits, et à rejoindre, sur le bord droit du cœur, le faisceau de ce bord. Il borne en arrière le foramen.

5° Les fibres nées de l'arc postérieur de l'anneau auriculaire gauche à la suite des précédentes, s'infléchissent de manière à former le bord supérieur du ventricule, se portent obliquement de haut en bas et de gauche à droite vers le sillon postérieur, formant des anses a concavité tournée à droite et en haut; et se relèvent plus ou moins de bas en haut, dans ce sillon, de manière à prendre la direction des fibres superficielles postérieures du ventricule droit.

Celles qui naissent au niveau de l'angle d'union des deux anneaux auriculaires, passent sur le ventricule droit, et ont été précédemment décrites.

§ 4. — *Disposition générale des fibres de la surface interne des ventricules*

Les particularités d'insertion, de forme, de direction et de terminaison apparente que ces fibres présentent ont été déjà indiquées à propos de la description des surfaces ventriculaires. En détachant la membrane ventriculaire, il est facile de reconnaître que la direction des fibres musculaires dans les colonnes, dans les pilastres, dans les réseaux, dans les anses, est constamment celle de chacune de ces parties, et que ces fibres se continuent d'une de ces parties à l'autre, en s'infléchissant, se contournant et se réunissant comme elles, et en même temps qu'elles. Insérées immédiatement aux anneaux artériels et auriculaires, et médiatement au pourtour libre des anneaux valvulaires, ces fibres groupées en faisceaux qui s'envoient latéralement des fibres de communication, s'unissent par leurs extrémités inférieures, en formant des anses et des réseaux, dans les sinus et au sommet des ventricules, et ont, avec les diverses fibres qui constituent les parois ventriculaires, des connexions de continuité et de contiguité, qui diffèrent dans les deux ventricules.

§ 5. — *Connexion et dispositions particulières des fibres dans les sillons interventriculaires.*

Les deux sillons interventriculaires antérieur et postérieur, sont deux régions où les fibres musculaires des ventricules ont des connexions de contiguité et de continuité, dont la connaissance est indispensable à l'intelligence de la structure de ces ventricules en particulier, et du cœur en général.

1° *Sillon interventriculaire postérieur.*

Dans le sillon postérieur, qui a été indiqué, à propos de la description des fibres de la surface externe, comme un point de terminaison pour les fibres postérieures du ventricule gauche, et comme un point d'origine pour les fibres postérieures du ventricule droit, il y a réellement continuité de fibres d'un ventricule à l'autre, pour les fibres superficielles dont la direction a été décrite; il y a même continuité, pour des fibres qui sont sous-jacentes à cette première couche, et qui ont une direction différente. Les fibres qui passent du ventricule gauche sur le droit au travers du sillon, s'associent en faisceaux qui, sous forme de lames, se recouvrent les uns les autres, de bas en haut, de manière à s'emboiter partiellement, à la manière de cornets de papiers. Les fibres appartenant à ces lames, se relèvent toutes, au niveau du sillon, pour gagner de bas en haut le bord droit du ventricule; les plus superficielles, qui appartiennent a la couche externe, se contournent sur ce bord, et, après avoir atteint la face antérieure, s'inclinent, comme on l'a vu, vers le sillon antérieur, tandis que les fibres sous-jacentes, plus obliques, continuent à se diriger en haut après avoir contourné le bord, et croisent, sur la face antérieure, la direction des fibres les plus superficielles. Parmi les fibres de cette seconde couche, il en est, et ce sont les plus profondes, qui, pénétrant toute l'épaisseur de la paroi ventriculaire au niveau du sinus droit postérieur, se continuent avec les faisceaux columnaires transverses qui font saillie, au dedans de la cavité ventriculaire, dans ce sinus et sur la paroi postérieure.

Ces deux ordres de fibres, qui concourent à former la paroi postérieure, le bord droit et la paroi antérieure du ventricule droit, se séparent, au niveau du sillon postérieur, d'un troisième ordre de fibres plus profondes, qui proviennent également des faisceaux postérieurs du ventricule gauche.

Au niveau du sillon, ces fibres ne se relèvent pas comme les précédentes; mais elles s'engagent, sans changer de direction, derrière les faisceaux longitudinaux, qui, nés de l'arc postérieur de l'anneau auriculaire, descendent pour constituer le plan musculaire antérieur ou droit de la cloison;

elles fournissent quelques fibres aux faisceaux transverses qui unissent les pilastres , et , continuant à cheminer derrière le ventricule droit, elles font partie du plan musculaire postérieur ou gauche de la cloison , qui appartient réellement à la paroi antérieure cachée du ventricule gauche.

Une disposition analogue se retrouve dans l'échancrure supérieure du sillon, à propos du faisceau volumineux de fibres qui naît à gauche et au-dessus de cette échancrure. Ces fibres se divisent en lames emboîtées, dont les plus superficielles passent sur le ventricule droit et concourent à former le bord supérieur et l'angle droit de ce ventricule , dont les plus profondes contournent l'angle droit du ventricule gauche , concourent à former cet angle et le bord supérieur de la cloison au-dessus de l'anneau auriculaire droit, et se confondent, au-dessous de cet anneau et derrière le ventricule droit, avec les fibres profondes précédemment décrites , qui constituent , dans la cloison , le plan postérieur appartenant au ventricule gauche.

Il résulte de cette disposition , qu'il y a véritablement continuité de fibres entre le ventricule gauche et le ventricule droit, au niveau du sillon postérieur : extérieurement, dans la paroi postérieure , par deux ordres de fibres qui diffèrent de direction par rapport aux faisceaux d'origine; intérieurement, dans la cloison , par des fibres qui continuent la direction des faisceaux d'origine. Il en résulte aussi que le dédoublement, au niveau du sillon, de fibres dont la direction change immédiatement, simule, mais ne constitue pas un entrecroisement

2° *Sillon interventriculaire antérieur.*

Dans le sillon interventriculaire antérieur, qui a été indiqué comme un lieu apparent, de terminaison , pour les fibres superficielles du ventricule droit, et d'origine , pour une portion des fibres superficielles du ventricule gauche, il y a réellement aussi continuité de fibres d'un ventricule à l'autre. Une portion des fibres de la région antérieure du ventricule droit, les plus superficielles, parvenues au niveau du sillon antérieur, le traversent en formant de petites bandes étroites et minces qui se confondent au delà du sillon avec les faisceaux du ventricule gauche. Ces bandes, plus larges et plus épaisses dans la région voisine de l'anneau pulmonaire, constituent souvent, au-dessus de l'artère cardiaque antérieure, à son entrée dans le sillon, une sorte de pont variable pour son étendue. Une autre portion de ces fibres, généralement les plus profondes, se replient de dehors en dedans et de bas en haut, au fond du sillon qu'elles ne traversent pas, pour se continuer avec le plan musculaire antérieur ou droit de la cloison, en formant des faisceaux en arcade qui unissent, dans le sinus gauche, les pilastres antérieurs et le pilastre postérieur, et en concourant à former les faisceaux réticulés du sommet de la cavité ventriculaire, qui unissent les faisceaux longitudinaux de la cloison et de la paroi antérieure, et, au travers desquels communiquent, par leur sommet, les deux chambres.

Les faisceaux des fibres superficielles du ventricule gauche, qui paraissent avoir leur origine dans le sillon antérieur, qui, dans les deux tiers supérieurs de ce sillon, semblent sortir du fond du sillon, entre les bandes superficielles, de manière à représenter des digitations entrecroisées, qui, dans le tiers inférieur, semblent s'insérer, au delà du sillon, sur les fibres superficielles et horizontales du sommet ventriculaire, se continuent réellement avec les parois du ventricule droit. Quelques-unes de ces fibres se relèvent pour concourir à former les arcades et les faisceaux d'union dans le sinus gauche et dans la cavité du sommet, en se continuant avec les fibres superficielles repliées du ventricule droit. D'autres se continuent avec les faisceaux longitudinaux de la paroi antérieure interne, et se jettent dans sa colonne libre ; les autres, en plus grand nombre, se continuent avec les faisceaux musculaires du plan de la cloison qui forme la paroi du ventricule droit. Enfin, des fibres plus profondes, provenant des mêmes faisceaux, se continuent, derrière cette paroi, avec les fibres obliques qui proviennent du dédoublement des faisceaux de la région postérieure du ventricule gauche.

Il y a donc continuité de fibres, au niveau du sillon antérieur, entre le ventricule gauche et le ventricule droit : extérieurement, dans la paroi antérieure, par les fibres qui traversent le sillon, et par celles qui s'unissent pour concourir à la formation des faisceaux internes en arcades ; intérieurement, par les fibres qui pénètrent, au fond du sillon, dans la cavité ventriculaire, pour se continuer avec les faisceaux longitudinaux de la paroi de la cloison. Il y a, dans ce sillon, véritable entrecroisement digité des fibres qui passent d'un ventricule à l'autre ; et, de plus, en rapprochant la disposition des fibres les plus profondes des deux sillons, on voit que ces fibres, qui appartiennent en arrière et en avant à des faisceaux de ventricule gauche, se continuent, derrière le ventricule droit, dans la partie de la cloison qui appartient réellement au ventricule gauche.

§ 6. — *Structure du ventricule droit.*

Si l'on embrasse sous le triple point de vue de leur origine, de leur situation et de leur terminaison, les divers ordres de fibres qui ont été jusqu'ici distinguées par rapport à quelques uns de ces éléments, on peut arriver à se faire une idée exacte de la structure du ventricule droit, et à concevoir nettement ses connexions avec le ventricule gauche.

1° Les fibres les plus superficielles, (c'est-à-dire, celles qui se continuent, à travers le sillon postérieur, avec les faisceaux postérieurs du ventricule gauche, et celles qui naissent du pourtour extérieur de l'anneau auriculaire jusqu'au niveau de l'angle pulmonaire du ventricule droit), après avoir contourné le bord droit ou le bord supérieur de ce ventricule, et après être parvenues au niveau du sillon antérieur, se continuent, en partie, avec les faisceaux antérieurs du ventricule gauche, se replient, en partie, pour concourir à former les faisceaux en réseaux et en arcades du sommet et du sinus gauche de la cavité ventriculaire.

2° Les fibres plus profondes, qui se continuent aussi, au-delà du sillon postérieur, avec les faisceaux postérieurs du ventricule gauche, depuis le sommet du ventricule droit jusqu'à l'angle droit du ventricule gauche, se relèvent de bas en haut plus fortement que les fibres superficielles, dont elles croisent la direction de plus en plus obliquement, à mesure qu'elles atteignent le bord droit, et qu'elles s'avancent sur la face antérieure. Parmi ces fibres, il en est qui s'enfoncent dans l'épaisseur des parois ventriculaires, d'abord au niveau du sillon, puis, après un trajet plus ou moins long, au niveau du bord droit et de l'angle, et en divers points de la paroi antérieure, pour se continuer avec les colonnes postérieures, avec les faisceaux longitudinaux et transverses du sinus droit postérieur, de la paroi postérieure, du sinus droit antérieur, et avec les faisceaux transverses de la paroi interne antérieure. Les autres, en plus grand nombre, demeurent sousjacentes aux fibres superficielles, se dirigeant et se terminant différemment, suivant qu'on les considère en bas, dans la partie moyenne et en haut.

En bas, leur trajet dans les parois du ventricule est très court; elles constituent une couche plus mince, parce que les fibres, en se relevant, se sont portées vers les régions supérieures, et parce qu'elles se sont presque épuisées en concourant à former les faisceaux réticulés du sommet ventriculaire; elles se terminent, les unes, dans les faisceaux transverses qui unissent la base des colonnes libres, dans la colonne antérieure, et se portent, les autres, jusqu'au sillon antérieur, où elles se replient en dedans avec les fibres superficielles, pour se continuer avec les faisceaux internes.

Dans la partie moyenne, leur trajet est très long; après

s'être fortement relevées vers le bord droit, où elles constituent une couche qui augmente d'épaisseur de bas en haut, les fibres parvenues sur la face antérieure, s'inclinent de haut en bas, et en rayonnant vers la moitié supérieure du sillon antérieur. De ces fibres, les inférieures et les plus nombreuses, fournissant dans leur trajet des faisceaux transverses aux pilastres antérieurs, rejoignent, au niveau du sillon, les fibres superficielles, pour se replier avec elles en dedans, et pour former les arcades du sinus gauche; les supérieures et les moins nombreuses atteignent l'arc antérieur de l'anneau pulmonaire et s'insèrent à sa moitié inférieure.

En haut, le trajet des fibres dans les parois du ventricule, est d'autant plus court que ces fibres sont plus supérieures. Les plus longues contournent le bord droit au niveau de l'angle, longent la paroi antérieure près du bord supérieur, se confondent et se continuent en partie, au niveau de l'angle pulmonaire, avec les fibres de l'espace triangulaire droit, qui contournent l'anneau auriculaire de gauche à droite; elles forment ainsi, avec ces fibres, autour de l'orifice auriculaire, dans un plan presque horizontal, une demi ceinture en forme de sphincter. Les fibres situées au-dessus de celles-ci, d'autant plus courtes qu'elles sont plus supérieures, forment des anses en feston de plus en plus courtes, qui se recouvrent les unes les autres, et qui se terminent le long de l'arc antérieur de l'anneau auriculaire, au-dessous des fibres superficielles, avec lesquelles elles s'entremêlent au niveau de leur insertion. Quelques anses, encore plus courtes, s'attachent, par leurs deux extrémités, au pourtour de l'anneau auriculaire, se recouvrent, s'entrecroisent, et se mêlent aux fibres précédentes.

Dans leur trajet, ces fibres qui, par leur ensemble, forment un demi sphincter au dessous et autour de l'anneau auriculaire, communiquent avec les faisceaux intérieurs de l'angle droit et du sinus supérieur.

3° Les fibres qui naissent des anneaux auriculaire droit et aortique, près de leur angle d'union, et qui forment le

plancher de l'espace triangulaire droit , le col et la paroi postérieure de l'appendice pulmonaire , diffèrent dans leur direction , leur terminaison et leurs relations. Celles qui
naissent des anneaux près de leur angle d'union et dans cet
angle, se portent de gauche à droite en contournant l'anneau
auriculaire , et , après un trajet inégal , plus court pour les
supérieures , s'insèrent au pourtour de cet anneau, rejoignent
et croisent les fibres qui contournent l'anneau de droite à
gauche , ou se continuent avec elles , de manière à constituer
la portion gauche du sphincter de l'ouverture auriculaire. Ex-
térieures d'abord , là où elles forment le plancher de l'espace
triangulaire et la partie supérieure du col de l'appendice,
ces fibres , au niveau de l'angle pulmonaire, s'engagent au-
dessous des fibres superficielles, en croisant leur direction ;
quelques-unes d'entre elles, s'enfoncent pour se continuer
avec les faisceaux intérieurs de l'angle, qui concourent
à former l'arcade musculaire supérieure. Celles qui naissent
de l'arc antérieur de l'anneau aortique , forment de bas en
haut et d'arrière en avant , des lames annulaires , qui , se
recouvrant les unes les autres pour constituer la paroi
postérieure de l'appendice pulmonaire , se portent, les
unes vers l'angle pulmonaire où elles s'engagent , avec les
fibres précédentes , au-dessous des fibres superficielles , et
se continuent avec les faisceaux internes de l'angle et de
l'arcade ; les autres vers le bord supérieur de l'appendice,
qu'elles contournent pour rejoindre, sur la paroi antérieure,
les fibres superficielles, et descendre , en se confondant avec
elles , jusqu'au sillon antérieur. Enfin d'autres fibres, provenant de ces lames, contournent le col de l'appendice tout
près de l'anneau pulmonaire, et se terminent le long de l'arc
antérieur de cet anneau. Ces dernières fibres, en rejoignant les
anses à concavité supérieure qui embrassent le bord inférieur de l'appendice , concourent à former autour de l'orifice
pulmonaire une sorte de sphincter.

Ces trois ordres de fibres constituent la portion externe

superficielle ou profonde des parois postérieure et antérieure du ventricule droit, et contribuent à former leur portion interne par les fibres qui s'enfoncent pour se continuer avec les faisceaux musculaires saillants ou libres à la surface de la cavité ventriculaire.

La portion interne de ces deux parois libres est complétée, et la troisième paroi, qui fait partie de la cloison, est formée par les faisceaux longitudinaux, nés du pourtour intérieur des anneaux auriculaire et pulmonaire. Ces faisceaux constituent, au point de vue de la structure, ou bien des anses intérieures complètes, c'est-à-dire un quatrième ordre de fibres, ou seulement des portions terminales d'anses appartenant par le reste de leur étendue aux trois ordres de fibres des parois libres. De ces faisceaux longitudinaux, ceux qui se continuent en bas, au niveau du sillon antérieur, avec les faisceaux superficiels antérieurs du ventricule gauche, et qui appartiennent, en plus grand nombre, à la paroi droite de la cloison, forment un cinquième ordre de fibres.

Enfin, le plan de fibres transverses, qui établit, derrière le ventricule droit, une communication profonde de continuité non interrompue entre les faisceaux superficiels, postérieurs et antérieurs du ventricule gauche, et qui appartient réellement au ventricule gauche, fournit pourtant au plan de fibres longitudinales, qui forme, dans la cloison, la paroi du ventricule droit, des fibres qui se continuent d'un plan à l'autre, et qu'on est forcé de déchirer quand on veut séparer les deux ventricules dans l'épaisseur de la cloison.

---

§ 7. — *Structure du ventricule gauche.*

Pour se faire une idée exacte de la structure du ventricule gauche, on peut avec avantage faire abstraction du ventricule droit, à la condition de restituer au besoin, par la pensée, les connexions de continuité de fibres et de contiguïté de parois, qui appartiennent à l'état d'union et ont été précédemment décrites. De même, dans l'étude anatomique, il serait difficile de comprendre et de démontrer rigoureusement cette structure, si l'on ne séparait réellement les deux ventricules, de manière, toutefois, à restituer au besoin les connexions par le rapprochement des parties divisées. Au moyen de cette séparation des deux ventricules, on fait prendre au ventricule gauche sa véritable forme, et on rend accessibles à l'observation les parties de sa périphérie que cache le ventricule droit, c'est-à-dire, la portion droite de sa paroi antérieure, la portion supérieure de son bord droit, son angle droit, et la portion droite de son bord supérieur antérieur.

En tenant compte à la fois de l'origine, de la direction, de la situation et de la terminaison des fibres musculaires qui constituent les parois du ventricule gauche, on en peut distinguer plusieurs ordres, et, par là arriver à l'intelligence complète de sa structure.

1° Les fibres de la surface externe du ventricule gauche, qui semblent naître du sillon antérieur, et qui se continuent, au-delà de ce sillon, avec les fibres externes et internes du ventricule droit, et avec les fibres qui, provenant du dédoublement des faisceaux au niveau du sillon postérieur, traversent d'arrière en avant la cloison, derrière le ventricule droit, se dirigent, en convergeant, vers le foramen, foyer des radiations courbes de la pointe du cœur, et forment, près de cette pointe, le faisceau court qui descend du sommet du ventricule droit sur le bord droit du cœur, et le faisceau triangulaire antérieur, qui descend sur la face antérieure et la termine. Arrivées au niveau du foramen, les fibres de ces deux faisceaux réunis s'engagent les unes au dessous des autres, de droite à gauche ; elles pénètrent, en se contournant de bas en haut, dans le ventricule, par une ouverture qu'elles bouchent et qui est plus grande que celle du foramen ; et elles se continuent avec les faisceaux longitudinaux et réticulés du sommet du ventricule.

2° Les fibres nées, au-dessus de l'échancrure antérieure, du bord gauche de l'anneau aortique et de l'arc antérieur de l'anneau auriculaire gauche, se dirigent aussi en bas vers le foramen de la pointe, en longeant et contournant le bord gauche du cœur, pour constituer le faisceau triangulaire postérieur. Ce faisceau contourne, de gauche à droite et d'arrière en avant, le foramen et le faisceau triangulaire antérieur, dont il reçoit la pointe dans sa courbure. Pendant ce trajet, des fibres se détachent du faisceau, pénètrent successivement dans le ventricule, et se continuent avec les faisceaux internes. Parvenue au niveau du faisceau court et au bord droit du foramen, la pointe du faisceau triangulaire postérieur s'engage sous le faisceau court, continue à contourner le foramen, mais alors de droite à gauche et d'avant en arrière, dans la paroi antérieure, de manière à embrasser circulairement les fibres pénétrantes du faisceau triangulaire antérieur, et, dans ce trajet, fournit des fibres qui pénètrent dans le ventricule au niveau du bord gauche, en arrière, et jusqu'au niveau du sillon postérieur. En s'engageant sous le faisceau droit et sous le faisceau triangulaire antérieur, ces fibres se disposent en lames, qui s'imbriquent, ou plutôt s'emboitent, et qui, à la face antérieure, au-dessus et près de l'ouverture terminale du ventricule, font suite à des lames analogues, appartenant à un autre ordre d'anses.

Les fibres musculaires qui viennent d'être décrites, forment, à la surface extérieure, libre ou cachée, du ventricule gauche, une couche qui serait très mince, si l'on n'y comprenait absolument que les fibres dont la direction superficielle a été rigoureusement déterminée. Mais à ces fibres s'en associent de sous-jacentes, qui, bien que changeant de direction par l'augmentation graduelle de leurs courbures à mesure qu'elles sont plus profondes, doivent néanmoins être rattachées au même ordre d'anses, parce que leur origine, leur disposition générale, et, surtout, le mode et le lieu de leur terminaison, sont essentiellement les mêmes. Ces fibres sous-jacentes ne sont pas également nombreuses dans toutes les régions; c'est à la partie antérieure du ventricule, le long et à gauche du sillon antérieur, le long des deux tiers inférieurs du bord gauche, et dans le tiers inférieur et gauche de la région postérieure, que ces fibres, en s'accumulant, forment une couche plus épaisse.

Si, après avoir coupé les fibres de la surface du ventricule gauche, circulairement et perpendiculairement à leur direction, on les détache en les renversant, en haut vers leur insertion, et en bas vers leur terminaison, on parvient facilement à séparer le ventricule droit du ventricule gauche, et à mettre à nu, dans toute la périphérie de ce dernier ventricule, des fibres plus profondes qui appartiennent à un autre ordre d'anses.

Ces fibres insérées à l'arc antérieur de l'anneau aortique, depuis l'angle droit du ventricule gauche jusqu'au sommet de l'espace triangulaire gauche, et au pourtour de l'anneau auriculaire gauche, en dedans de l'insertion des fibres superficielles, sont recouvertes par la couche extérieure libre de ces dernières fibres, et par le ventricule droit. Elles diffèrent, en outre, des fibres superficielles par leur direction; car, bien qu'obliques de haut en bas et de droite à gauche sur la face antérieure, et de gauche à droite sur la postérieure, au lieu de rayonner vers la pointe, elles se dirigent vers les bords, les antérieures vers le bord gauche, les postérieures vers le bord droit, de manière à croiser, sous un angle de 20 à 30 degrés, les fibres superficielles. Elles en diffèrent encore par l'étendue de leur parcours, par le mode et le lieu de leur terminaison, par la forme des anses auxquelles elles appartiennent. Enfin, leur association en faisceaux laminés, placés de champ dans les parois, et emboîtés à la manière de cornets de papier, est aussi beaucoup plus prononcée.

On peut distinguer dans ces fibres, pour faciliter leur description , deux groupes principaux , constitués l'un par les fibres dont l'insertion supérieure est antérieure , l'autre par celles dont l'insertion supérieure est postérieure.

3° Les fibres dont l'insertion supérieure est antérieure , se portent de droite à gauche vers le bord gauche ; les supérieures , qui sont aussi les plus voisines de l'angle gauche , presque horizontalement ; les inférieures , de plus en plus obliquement ; elles contournent ce bord en s'inclinant légèrement vers la pointe. Parvenues à la face postérieure , elles parcourent cette face de gauche à droite , en continuant à s'incliner en bas jusqu'au bord droit , qu'elles contournent d'avant en arrière , en s'engageant au-dessous des fibres dont l'insertion supérieure est postérieure ; et , revenues à la face antérieure , elles se relèvent de bas en haut , pour se porter vers la base du cœur , en s'engageant sous la couche que forment leurs faisceaux d'origine , ou chefs descendants des anses auxquelles elles appartiennent , et en croisant à angle aigu la direction de ces faisceaux.

Dans leur premier trajet sur la face-antérieure , trajet des chefs descendants , les fibres atteignent le bord gauche du cœur , à une distance d'autant plus grande de la pointe , que leur insertion supérieure s'éloigne davantage de l'angle droit du ventricule vers la gauche. Celles qui naissent au niveau de l'angle droit , rejoignent , à une petite distance du sommet ventriculaire , le faisceau triangulaire postérieur , et se mêlent aux fibres de ce faisceau. Celles qui naissent près de l'angle gauche , contournent immédiatement et presque horizontalement le bord gauche , et descendent vers le bord droit , qu'elles atteignent vers son milieu.

Dans leur parcours de la face antérieure à la face postérieure , en contournant le bord gauche , puis de la face postérieure à la face antérieure , en contournant le bord droit , le trajet est d'autant plus long , qu'il appartient à des fibres dont l'insertion supérieure est plus voisine de l'angle droit.

Le trajet ultérieur des fibres , à partir de la face antérieure , au niveau du bord droit où elles remontent de bas en haut , trajet des chefs ascendants , varie, et de direction , et d'é-tendue , suivant la distance du lieu d'insertion des fibres, par rapport à l'angle droit ; d'où dépendent, comme il a été dit, et la longueur du trajet parcouru, et la situation plus ou moins rapprochée de la pointe.

Les fibres nées de la région de l'angle droit, en contour-nant le bord droit, à une petite distance de la pointe , pour rejoindre la face antérieure, ont une direction presque hori-zontale ; elles s'étagent au-dessus des fibres disposées en lames , qui proviennent du faisceau triangulaire postérieur et qui ont contourné le sommet même du cœur, au niveau du foyer des radiations superficielles ; elles se confondent avec ces fibres , et se continuent en partie , comme elles , avec les faisceaux internes. Les plus inférieures parcourent toute la face antérieure, contournent pour la seconde fois le bord gauche , et , remontant sur la face postérieure vers la base , se perdent en grande partie dans la colonne libre postérieure. Les plus supérieures remontent sur la face antérieure , et se perdent dans la colonne libre antérieure.

Les fibres, dont l'insertion supérieure s'éloigne de plus en plus de l'angle droit vers la gauche , lorsqu'elles ont con-tourné le bord droit, à une distance de plus en plus grande de la pointe, pour se porter à la face antérieure , se relèvent de bas en haut au niveau de ce bord droit, se tordent sur elles-mêmes , et remontent dans la paroi antérieure. Les supérieures rejoignent très obliquement, et par un trajet plus court, l'arc antérieur de l'anneau aortique ; les moyennes se contournent sur la face antérieure à la manière de pas de vis , et se relèvent pour atteindre, après un trajet plus long, la portion antérieure de l'anneau auriculaire , au niveau de l'angle gauche ; enfin , les inférieures, traversant la face an-térieure , se relèvent le long du bord gauche pour remonter avec les précédentes jusqu'à l'angle gauche , ou contournent une seconde fois le bord gauche d'arrière en avant, mais , cette fois, de bas en haut, pour gagner, par un trajet encore plus long, le pourtour postérieur de l'anneau auriculaire.

Ces fibres, considérées dans leur ensemble, décrivent autour du cœur un huit de chiffres, dont la partie supérieure, non fermée, correspond aux anneaux aortique et auriculaire gauche réunis, dont la partie inférieure, fermée, embrasse la pointe du cœur. Le chef supérieur antérieur descend de droite à gauche, sur la face antérieure, contourne d'avant en arrière le bord gauche, descend de gauche à droite sur la face postérieure, contourne d'arrière en avant le bord droit; revenu ainsi à la face antérieure, il remonte de droite à gauche, s'engage sous la première anse formée, la croise, et, après l'entrecroisement, rejoint les anneaux en constituant l'autre chef supérieur.

Mais, si l'on considère isolément les anses, il est facile et important de reconnaître, que la disposition, uniforme pour le type de direction, offre des différences très grandes dans la figure qui en résulte, suivant qu'en raison du lieu d'insertion du chef descendant, les anses parcourent un trajet plus long, et s'approchent davantage de la pointe du cœur. Les anses, dont les chefs descendants naissent de l'anneau auriculaire, à gauche de l'aorte, près de l'angle gauche du ventricule, qui parcourent le trajet le plus court, et qui descendent le moins vers la pointe, remontent sur la face antérieure, par leurs chefs ascendants, jusqu'à l'anneau aortique, sans entrecroisement, et leur disposition propre n'engendre pas la figure en 8. Les anses, dont les chefs descendants se rapprochent le plus de la pointe, s'entrecroisent sur la face antérieure; mais leur chef ascendant ne remonte pas jusqu'aux anneaux, au moins immédiatement, et se perd dans les colonnes libres. Les anses moyennes, au contraire, engendrent, par elles-mêmes, la figure en 8, leur chef ascendant s'entrecroisant sur la face antérieure avec leur chef descendant, en passant par-dessous. Mais la figure en 8 est surtout applicable à celles de ces anses dont les chefs ascendants, en remontant sur la face antérieure, rejoignent la base sur cette même face, et s'attachent au pourtour antérieur des anneaux. Pour celles dont le chef ascendant se contourne en pas de vis sur cette face antérieure, et, surtout, pour celles qui contournent une seconde fois le bord gauche du cœur, en se dirigeant vers l'anneau auriculaire, au niveau de l'angle gauche et le long de l'arc postérieur, la figure en 8 est altérée; car le chef ascendant, au lieu de tendre à se fermer immédiatement après l'entrecroisement, parcourt un trajet plus ou moins long, à peu près dans la même direction, ou même en s'abaissant, avant de se relever.

4° Les fibres dont l'insertion supérieure est postérieure, descendent de gauche à droite, sur la face postérieure, suivant une direction légèrement oblique, et occupent, au-dessus des fibres précédentes, la région supérieure et droite de la face postérieure Parvenues au niveau du bord droit du ventricule ; elles se comportent différemment.

Les plus voisines, par leur insertion, de l'angle gauche, et les moins profondes, s'engagent, au niveau du bord droit, sous les fibres qui descendent de l'angle droit, contournent le bord, se relèvent un peu au-delà de ce bord, et s'associent, sur la face antérieure, aux chefs descendants des fibres moyennes de l'insertion antérieure, dont elles partagent la direction, la disposition en 8, et la terminaison. Les moins voisines de l'angle gauche et les plus profondes se portent presque horizontalement vers le bord droit, au niveau de l'angle, et, après avoir contourné ce bord, se relèvent immédiatement sur la face antérieure, pour gagner l'arc antérieur de l'anneau aortique. Elles constituent des anses inégales en longueur, qui, attachées en arrière à l'anneau auriculaire par leur chef descendant, se relèvent par leur autre chef, pour s'insérer, après un trajet inégal, en avant, à l'anneau aortique, prenant ainsi la forme de festons. En se superposant et en s'entrecroisant, ces anses forment, d'arrière en avant autour et au-dessous

dé l'angle droit, c'est-à-dire autour de l'anneau aortique, un demi-sphincter. Ces anses, qui, par leur partie
descendante, sont sous-jacentes et juxtà-posées aux chefs
descendants postérieurs des fibres en 8 de chiffre, par leur
partie ascendante rejoignent, sur la face antérieure, les
chefs ascendants antérieurs des fibres en 8 de chiffre, et
s'associent à ceux de ces chefs qui se terminent à l'arc antérieur de l'anneau aortique.

J'ai cherché et je n'ai pas trouvé, dans la région de
l'angle gauche, des anses courtes en festons, analogues à
celles qui forment, au niveau de l'angle droit, le sphincter
de l'aorte. Mais une sorte de sphincter de l'orifice auriculaire est néanmoins réalisé, par suite de la disposition des
fibres au niveau du bord supérieur et de l'angle gauche du
ventricule. Les chefs descendants des anses en 8 de chiffre,
dans leur premier trajet, à partir de leur insertion au
pourtour de l'anneau auriculaire, ont une direction peu
oblique, et contournent, presque horizontalement, les parois
du ventricule, au niveau de son bord supérieur et de son
angle gauche. Les chefs ascendants de ces mêmes anses,
qui remontent jusqu'à l'anneau auriculaire, ont, dans leur
dernier trajet, et avant leur insertion à cet anneau, une
direction également peu oblique, quoique contraire. Ces
chefs représentent ainsi des moitiés d'anses en féston, qui
embrassent, de haut en bas et de bas en haut, le bord
supérieur du ventricule, et qui s'entrecroïsent, au dessous de
ce bord, de manière à représenter, à partir de l'entrecroisement, des anses en feston, constituées, pour une
moitié, par un chef descendant, et, pour l'autre moitié, par
un chef ascendant.

Les chefs ascendants des anses en 8 de chiffre et en
festons, sont, par leur situation dans les parois, très voisins
de la surface interne du ventricule, et concourent, dans leur
trajet, à engendrer les faisceaux saillants de cette surface,
jusqu'au pourtour des anneaux, où ils se confondent, par

leur insertion, avec les faisceaux longitudinaux de cette surface, et par des fibres pénétrantes, avec les faisceaux transversaux de la fossette de l'angle gauche.

5° Les fibres de la surface interne, qui ont été décrites dans leurs particularités de forme et de direction, si l'on fait abstraction de la part que prennent, dans leur génération, les chefs rentrants des fibres superficielles rayonnantes, et les chefs ascendants des fibres en festons et en 8 de chiffre, ne constituent qu'une couche très mince, et consistent en des anses qui, insérées par leurs deux chefs à des points opposés du pourtour des anneaux, suivent, dans leur parcours de la base au sommet, les parois de la cavité, se repliant d'une paroi à l'autre, au niveau du sommet, où elles concourent à former les faisceaux réticulés, et dans les deux sinus, où elles concourent à former les faisceaux obliques et transversaux.

---

§ 8. — *Résumé de la structure des ventricules.*

Après avoir obtenu, par l'analyse anatomique, tous les éléments de la structure musculaire des deux ventricules, et après en avoir reproduit tous les détails par des descriptions spéciales, il devient facile de reconstruire, avec ces éléments, par la pensée, les deux ventricules dans leur état d'association. Il suffit même, pour atteindre immédiatement ce but, de se représenter ces divers éléments au point de vue de la part qu'ils prennent à la formation des ventricules unis, soit comme éléments communs aux deux ventricules, soit comme éléments propres à chacun d'eux.

Éléments de structure musculaire communs
aux deux ventricules.

1° Anses communes, à chefs descendants qui convergent vers le foramen de la pointe du ventricule gauche, en passant par les parois externes du ventricule droit, et par la cloison interventriculaire, derrière le ventricule droit ; à chefs ascendants, qui remontent, par le foramen, dans la paroi interne du ventricule gauche, *anses communes rayonnantes*.

2º. Anses communes, dont les chefs descendants appartiennent au ventricule gauche, paroi postérieure, et dont les chefs ascendants remontent sur le ventricule droit, et pénètrent au dedans de sa cavité, pour se continuer avec les faisceaux internes, *anses communes simplement réfléchies*.

3º Communications de continuité entre les faisceaux de la surface interne du ventricule droit, et les chefs descendants des anses communes rayonnantes, *anses communicantes*.

4º Anses du sphincter de l'anneau pulmonaire, *Anses aortico-pulmonaires*.

Éléments propres au ventricule droit.

1º *Anses en festons de l'angle droit et de l'angle pulmonaire*, formant le sphincter de l'orifice auriculo-ventriculaire droit.

2º *Anses en festons de l'appendice pulmonaire.*

3º *Anses annulaires*, à chef descendant extérieur, à chef ascendant rentrant et intérieur.

4º *Anses de la surface interne* en arcades et en anneaux allongés.

Éléments propres au ventricule gauche.

1º *Anses deux fois réfléchies*, à chefs descendants et ascendants non entrecroisés sur la face antérieure.

2º *Anses en 8 de chiffre*, deux et trois fois réfléchies, à chef ascendant simplement oblique, ou contourné en pas de vis.

3º *Anses en festons de l'angle droit*, formant le sphincter de l'orifice aortique.

4º *Anses de la surface interne.*

CHAPITRE II.

Structure musculaire des oreillettes.

Les deux oreillettes sont unies au moyen de fibres musculaires, qui passent de l'une à l'autre, au niveau de la portion de leur périphérie par laquelle elle se touchent. Ces fibres musculaires constituent les *anses communes* des oreillettes, qui appartiennent à leur face antérieure, à leur face postérieure, à leur bord supérieur et à la cloison.

A la face antérieure, des fibres de l'oreillette droite, passent sur l'oreillette gauche, en formant au-dessous de l'embouchure de la veine cave supérieure, des arcades à concavité tournée en bas et un peu à gauche. A la formation de ces arcades d'union antérieure, concourent, en se mélant aux fibres précédentes, des fibres qui descendent de la paroi antérieure de la veine cave, et des fibres qui montent le long du sillon interauriculaire.

Un faisceau considérable de fibres insérées au bord gauche de la veine cave supérieure, se porte, transversalement sur l'oreillette gauche et concourt à former son bord supérieur.

A la face postérieure, des fibres de la région de l'oreillette droite, intermédiaire aux deux veines caves, se portent sur l'oreillette gauche, en formant des arcades à concavité inférieure, qui passent au devant des veines pulmonaires droites, et s'associent au faisceau précédent pour constituer le bord supérieur de l'oreillette gauche. Quelques fibres passent de l'oreillette droite à l'oreillette gauche, à travers la partie moyenne du sillon interauriculaire postérieur, au niveau de l'embouchure de la veine cave inférieure. Des fibres musculaires plus nombreuses, en passant d'une oreillette à l'autre, forment, au-dessus et au-dessous de la grande veine coronaire, de courtes arcades, ou s'entremélent sur le vaisseau lui-même, en s'y insérant.

Dans la cloison, les fibres qui concourent à la formation de l'anneau intérauriculaire, sont associées de manière à ce qu'il soit impossible de distinguer rigoureusement celles qui appartiennent exclusivement à l'une ou à l'autre oreillette.

—

§ 1. — *Structure de l'oreillette droite.*

L'oreillette droite, considérée isolément, résulte, en ce qui concerne sa structure musculaire, de l'association d'anses musculaires qui, attachées par leurs extrémités opposées aux orifices auriculaire et veineux, constituent des portions d'anneaux, à d'autres anses qui, enroulées autour de la fosse ovale, de la veine cave supérieure et de l'appendice, constituent des anneaux complets.

Anses formant des portions d'anneaux

Les anses musculaires, qui forment des portions d'anneaux, peuvent être rapportées à deux plans, bien distincts par leur direction, horizontale dans les unes, verticale dans les autres.

1° *Anses horizontales*

Des fibres nées, en arrière, du rameau droit du filament cartilagineux postérieur, de la veine coronaire, du pourtour inférieur et droit de la veine cave inférieure, se dirigent transversalement, en formant des arcades à concavité supérieure, vers le bord droit de l'oreillette, contournent ce bord, depuis le sillon circulaire jusqu'au niveau du bord inférieur de l'appendice auriculaire, en se relevant de bas en haut. Au-delà du bord droit, elles remontent sur la face antérieure de l'appendice et de l'oreillette, pour se continuer avec les arcades d'union antérieure des oreillettes, et pour gagner, par le bord supérieur de l'appendice et par l'extrémité supérieure

de la paroi antérieure, l'arc antérieur de la veine cave supérieure. Ces fibres forment, autour et au-dessus de l'orifice
auriculo ventriculaire, une sorte de sphincter qui embrasse,
d'arrière en avant, la moitié de la hauteur de l'oreillette, dans
ses régions postérieure, droite, et antérieure.

2° *Anses verticales.*

La plupart des anses verticales, insérées, par leur extrémité
supérieure, au pourtour de l'orifice de la veine cave supérieure, se dirigent vers l'orifice auriculaire, en traversant la
paroi postérieure, le bord droit et la paroi antérieure, et
s'insèrent à cet orifice par leur extrémité inférieure. Ces
anses offrent, dans les diverses régions de l'oreillette, des
différences.

Les anses verticales les plus postérieures sont en quelque
sorte interrompues par la veine cave inférieure. Quelques
fibres nées de la veine cave supérieure, s'arrêtent à l'orifice de
la veine cave inférieure et s'y insèrent, constituant le pont
musculaire qui unit ces deux veines. Le pourtour inférieur
de la veine cave inférieure est uni à la portion correspondante de l'orifice auriculaire par des anses verticales très
courtes, qui tapissent, sous forme de petites colonnes, le fond
de la fossette coronaire.

Les anses nées de la portion postérieure et droite de la
veine cave supérieure, constituent un faisceau d'abord
étroit, épais et lisse, qui s'élargit en descendant, et qui, après
un court trajet, se divise en un grand nombre de colonnes
musculaires. Ces colonnes se séparent du faisceau lisse à la
manière des dents d'un peigne ; elles descendent sur la paroi
postérieure à droite de l'orifice de la veine cave inférieure,
sur la paroi du bord droit, sur la paroi antérieure et l'appendice auriculaire, croisant, à angle droit, les anses horizontales.
En se rapprochant de l'orifice auriculaire, les colonnes qui,
dans leur trajet, se sont envoyé réciproquement des faisceaux
d'union, se réunissent intimement, de manière à constituer une
bande lisse, qui s'attache au pourtour de l'orifice auriculaire.

Les anses nées de la portion antérieure et gauche de la veine cave supérieure, descendent, sans former une courbure aussi prononcée que les autres, vers le bord droit postérieur de l'orifice aortique, et vers la portion gauche et antérieure de l'orifice auriculaire. Dans leur trajet, elles parcourent la région du sinus gauche de l'oreillette ; elles concourent à former le pilier antérieur de la fosse ovalaire, et fournissent des fibres à l'orifice de l'appendice et à sa paroi antérieure.

Un certain nombre d'anses verticales s'attachent, par leurs deux extrémités, au pourtour de l'orifice auriculaire, et embrassent, d'arrière en avant, toute la périphérie de l'oreillette. Nées de la portion postérieure et droite de l'orifice auriculaire, elles montent dans les colonnes, et se rendent avec elles dans le faisceau musculaire lisse, d'où ces colonnes se détachent en haut. Elles s'unissent, dans ce faisceau, avec les chefs supérieurs des anses, qui s'étendent de l'orifice auriculaire à l'orifice veineux ; mais elles ne s'insèrent réellement pas à ce dernier orifice ; elles en longent la portion droite, et descendent, en concourant à former les colonnes de l'appendice, vers la portion antérieure et gauche de l'orifice auriculaire, où elles s'insèrent.

Anses formant des anneaux complets.

L'embouchure de la veine cave supérieure, et la veine elle-même au-dessus de l'insertion des anses verticales, sont entourées par des anneaux musculaires minces, espacés, dont l'existence est constante, et dont le nombre varie.

L'appendice est aussi embrassée, vers sa base, par des anses dont les deux chefs, en s'insérant très près les uns des autres au bord droit de l'orifice de la veine cave supérieure, forment ainsi, autour de l'appendice, des anneaux presque complets. La portion antérieure de ces anneaux se confond avec la portion des anses horizontales, qui remonte sur la face antérieure, en contournant l'appendice.

La fosse ovale est entourée par un anneau musculaire complet, à la formation duquel concourent des anses, qui appartiennent aux deux oreillettes, et dont la description peut être, avec avantage, rapprochée dans un même paragraphe.

§ 2. — *Structure de l'oreillette gauche.*

Les anses musculaires qui embrassent les parois et entourent les ouvertures dans l'oreillette gauche, peuvent être rapportées, comme dans l'oreillette droite, à deux classes, suivant qu'elles forment, ou des portions d'anneaux, ou des anneaux complets ; mais ces anses sont disposées dans l'oreillette gauche, de manière à constituer une structure plus compliquée et moins régulière. Les anses qui forment des portions d'anneaux, ne s'attachent pas toutes, par leurs deux chefs, aux bords des orifices propres à l'oreillette gauche ; beaucoup de ces anses prennent insertion sur l'oreillette droite, par un de leurs chefs, qui fait partie des anses communes. Le trajet de ces anses, sur les parois et autour des ouvertures, est plus oblique, plus sinueux que dans l'oreillette droite ; d'où il résulte, que les entrecroisements de fibres sont plus difficiles à démêler, et que leur direction est moins facile à ramener aux deux types d'anses horizontales et d'anses verticales, qui s'offrent, comme d'eux même, dans l'oreillette droite.

Anses formant des portions d'anneaux.

1° *Anses prenant insertion sur l'oreillette droite.*

Les fibres nées des arcades antérieures d'union et du pourtour de la veine cave supérieure, auxquelles s'associent des fibres nées du pourtour de la veine cave inférieure, ou continues avec les plus postérieures des anses verticales de l'oreillette droite, se réunissent de manière à former un faisceau volumineux et épais, qui longe, de droite à gauche, le bord supérieur de l'oreillette gauche, et qui se partage, sur ce bord, en trois faisceaux secondaires, qu'on peut distinguer en antérieur, moyen, et postérieur. Le faisceau antérieur se porte horizontalement vers l'appendice, forme en grande partie son bord supérieur, s'épanouit sur sa face antérieure, et contourne, en avant, sa base par des fibres qui, se mêlant aux anses horizontales, descendent jusqu'au sillon circulaire, vers l'angle gauche du cœur, pour s'insérer à l'anneau. Le faisceau moyen se dirige horizontalement vers la gouttière intermédiaire à l'appendice et à l'embouchure des veines pulmonaires gauches, il descend dans cette gouttière, contourne le bord gauche de l'oreillette, et se rend, par un certain nombre de ses fibres, sur la veine coronaire, en se mêlant aux anses horizontales. Dans ce trajet, il envoie des fibres sur la portion renflée de l'appendice, lesquelles s'enroulent de haut en bas et d'arrière en avant, pour former la paroi postérieure de l'appendice, et pour concourir à former sa paroi antérieure, en s'engageant et continuant à tourner au-dessous du faisceau antérieur. Il s'en détache aussi, quelques fibres qui contournent, de bas en haut, l'embouchure des veines pulmonaires gauches, et d'autres fibres qui descendent sur la paroi postérieure, derrière les anses horizontales, jusqu'à l'anneau. Le faisceau postérieur s'étale, de droite à gauche, dans l'intervalle des veines pulmonaires droites et gauches ; il envoie des fibres, à gauche, dans l'intervalle des deux veines gauches, à droite, le long de l'embouchure des veines droites ; puis il descend sur la paroi postérieure, où il rejoint les anses verticales, pour aller s'insérer, avec elles, le long de l'arc postérieur de l'anneau.

Les anses, que représente l'ensemble de ces fibres, embrassent : de droite à gauche, la face antérieure et le bord gauche de l'oreillette, suivant une direction presque horizontale ; de droite à gauche et d'avant en arrière, le bord supérieur de l'oreillette, près des veines pulmonaires, suivant une direction presque verticale.

2° *Anses horizontales.*

Quelques unes des fibres, qui appartiennent aux anses horizontales de l'oreillette droite, traversent la partie inférieure du sillon interauriculaire postérieur, et se portent sur l'oreillette gauche, au-dessus et au-dessous de la veine coronaire. Là, elles s'associent à des fibres plus nombreuses qui s'insèrent, en partie, le long de la veine coronaire ; en partie, le long de l'anneau auriculaire. De la réunion de ces fibres résulte un faisceau qui, sous la forme d'une bande, longe, de gauche à droite, le base de l'oreillette, contourne son bord gauche, et, qui, parvenu à la face antérieure, s'épanouit et distribue ses fibres sur cette face, et dans la paroi antérieure de l'appendice.

Ces fibres forment ainsi des anses horizontales qui embrassent, d'arrière en avant, la base de l'oreillette par une sorte de sphincter.

3° *Anses verticales.*

Il n'y a, dans l'oreillette gauche, d'anses, à proprement parler, verticales, que celles qui s'étendent de l'arc postérieur de l'anneau à l'arc antérieur, en passant par le bord supérieur. Les chefs postérieurs de ces anses, insérés à l'anneau près de l'angle d'union des oreillettes, forment, en montant sur la face postérieure de l'oreillette gauche, un faisceau rayonnant, dont les fibres gauches contournent l'embouchure des veines gauches, et se mêlent aux fibres qui descendent de la gouttière ; dont les fibres droites contournent l'embouchure des veines droites, et se mêlent aux anses annulaires ; dont les fibres moyennes, plus nombreuses, constituant le corps du faisceau, se dirigent verticalement vers le bord supérieur de l'oreillette. Parvenues sur ce bord, ces fibres le contournent d'arrière en avant, s'engagent sous le faisceau commun des anses insérées sur l'oreillette droite, se rapprochent les unes des autres de manière à former un faisceau plus étroit de chefs descendants, qui traversent obliquement la face antérieure de l'oreillette gauche, pour aller se fixer à l'arc antérieur de l'anneau, au-dessous de l'appendice. De ce faisceau, se détachent des fibres, qui remontent vers l'orifice des veines pulmonaires droites et gauches pour s'y insérer, qui descendent dans la gouttière, qui se jettent dans l'appendice par son bord supérieur.

4° *Anses obliques.*

Des fibres nées de l'arc postérieur de l'anneau, montent obliquement, de droite à gauche, au-dedans de la paroi postérieure de l'oreillette, s'associent, en partie, aux anses verticales, et se portent, en partie, vers les veines pulmonaires, pour contourner leurs orifices, ou s'y insérer.

D'autres fibres nées de l'arc antérieur, montent obliquement, de droite à gauche, au-dedans de la paroi antérieure de l'oreillette, contournent l'orifice de l'appendice, concourent à former les colonnes de sa cavité, et redescendent, en formant de petites colonnes saillantes, le long du bord gauche de l'oreillette, pour s'insérer à l'extrémité gauche de l'anneau auriculaire.

Anses formant des anneaux complets.

L'orifice de chaque veine pulmonaire et l'embouchure de chaque paire de veines sont entourées par des anneaux musculaires, auxquels se mêlent intimement les anses qui traversent l'intervalle des veines, et qui contournent leurs embouchures.

L'appendice compte aussi, parmi les éléments très complexes de sa structure, quelques anneaux complets, difficiles à distinguer, si ce n'est autour de son orifice.

Quelques anneaux complets entourent la fosse ovale, du côté de l'oreillette gauche, à une certaine distance de l'anneau interauriculaire.

Enfin, des fibres nées du pourtour de l'orifice auriculaire peuvent être rapportées aux anneaux complets, en ce qu'elles concourent à former l'anneau interauriculaire

---

§ 3. — *Structure de l'anneau et de la valvule interauriculaires.*

Du côté de la cavité auriculaire droite, le pourtour musculaire de la fosse ovale est formé ainsi qu'il suit.

Dans le sinus gauche, fait saillie à la surface de la cavité auriculaire, un pilier musculaire qui prend naissance, par une base élargie, sur la facette triangulaire, et qui s'élève, delà, verticalement entre le sinus et la fosse ovale, dont il constitue le bord antérieur. Au niveau du bord inférieur de la fosse, se détache du pilier, sous forme d'arcade à concavité supérieure, un faisceau musculaire large et épais, qui se porte en arrière, pour constituer ce bord entre la fosse ovale et la fossette coronaire. Ce faisceau envoie, dans l'épaisseur et le long de la valvule d'Eustachi, quelques fibres musculaires, et se termine, à gauche de cette valvule, le long de l'arc inférieur de l'orifice veineux. Des fibres, nées de la facette triangulaire, s'associent à ce faisceau, forment, au-dessous de la valvule d'Eustachi et au-dessus de la fossette coronaire, une arcade musculaire à concavité inférieure, et se continuent, dans la paroi de cette fossette, avec les anses horizontales de l'oreillette droite.

Au niveau du bord supérieur de la fosse ovale, le pilier envoie, en avant, une arcade qui se porte vers l'orifice de l'appendice, et, en arrière, un faisceau plus large, plus épais, qui se porte, d'avant en arrière, dans l'épaisseur du bord supérieur de la fosse ovale, qu'il constitue, jusqu'à la partie gauche de l'orifice de la veine cave inférieure. Parvenu là, il se contourne de haut en bas, le long de cet orifice,

pour constituer le bord postérieur de la fosse , et, rejoint
en bas, le faisceau musculaire inférieur , avec lequel il mêle
ses fibres, fermant ainsi, du côté de l'oreillette droite, le cadre
de la fosse, et l'anneau musculaire qui en constitue les bords.

Le pourtour droit de la fosse ovale est donc constitué :
pour son arc antérieur , par le bord du pilier ; pour son arc
inférieur , par le faisceau musculaire inférieur ; pour ses arcs
supérieur et postérieur, par le faisceau musculaire supérieur,
formant un demi anneau.

Du côté de la cavité auriculaire gauche, la moitié du
pourtour musculaire de la fosse ovale est formée par le
pilier antérieur et le faisceau musculaire supérieur, qui affleu-
rent la surface de cette cavité.

L'autre moitié est constituée par des fibres propres à
l'oreillette gauche. Un faisceau de fibres, nées de l'orifice
auriculaire sur la moitié postérieure de la valvule aortique, se
dirige obliquement, d'avant en arrière, le long du bord
inférieur de la fosse ovale , et se recourbe de bas en haut, de
manière à remonter sur le bord postérieur , et à rejoindre le
faisceau supérieur, en formant une arcade à concavité tournée
en avant et en haut. Des fibres, provenant de la paroi antérieure de l'oreillette , longent horizontalement le bord inférieur de la fosse ovale , s'engagent entre le faisceau précédent
et le faisceau musculaire inférieur , avec lequel elles se confondent. Quelques unes de ces fibres se détachent des autres ,
pour se jeter dans la valvule interauriculaire, dont elles
suivent le bord libre, de la corne supérieure à l'inférieure ,
et qu'elles traversent , en formant des arcades à concavité
antérieure.

Le pourtour gauche de la fosse ovale est ainsi constitué :
pour son arc antérieur et son arc supérieur, par le pilier et le
faisceau musculaire supérieur , éléments qui lui sont communs avec le pourtour droit ; pour l'arc inférieur et l'arc
postérieur, par les deux faisceaux de fibres qui viennent d'être
décrits , et qui sont propres au pourtour gauche.

La valvule interauriculaire, qui est constituée par une lame de tissu fibro-celluleux, doublée à droite et à gauche par la membrane propre des oreillettes, est enchassée en bas et en arrière, entre le pourtour droit et le pourtour gauche de la fosse; elle est de niveau en haut et en bas, avec la surface de l'oreillette gauche. Du côté de l'oreillette droite, elle forme le fond de la fosse, et est encadrée par le pourtour droit.

Lorsque les membranes auriculaires ont été détachées et la valvule enlevée, la fosse ovale se trouve convertie en un trou, que les parties musculaires décrites circonscrivent, sous la forme d'un sphincter complet, qui est l'anneau interauriculaire.

Le pilier antérieur et le faisceau musculaire supérieur, sont, pour la plus grande partie, constitués par des fibres qui, de l'angle antérieur d'union des oreillettes, se portent à leur angle postérieur, en décrivant des arcades antéro-postérieures verticales. Le faisceau musculaire inférieur est principalement formé par des fibres qui se portent horizontalement d'avant en arrière d'un angle d'union à l'autre, et qui ferment en bas ces arcades. Des fibres provenant de diverses régions des deux oreillettes, renforcent ces faisceaux propres de l'anneau, et le mettent en connexion avec les parois des deux oreillettes.

§ 4. — *Résumé de la structure des oreillettes.*

Si, après avoir cherché à démêler, dans chaque oreillette et dans chacune de leurs parties, les élements si complexes qui les constituent, on veut arriver, par une vue d'ensemble, à une conception générale de la structure des oreillettes, au point de vue physiologique, voici comment cette structure peut se résumer.

Les ouvertures de communication des cavités auriculaires, soit avec les veines, soit avec les ventricules, soit entre elles, sont entourées par des anneaux musculaires complets ou incomplets, qui s'étendent plus ou moins loin sur les parois auriculaires, et qui font l'office de sphincters pour l'ouverture elle-même et pour la région voisine de la cavité ; *anses annulaires de la veine cave supérieure, des veines pulmonaires; anneau interauriculaire; anses horizontales des deux oreillettes.*

Les orifices veineux sont unis aux orifices ventriculaires par des anses, qui forment des anneaux incomplets autour de la portion intermédiaire des parois, et qui tendent à rapprocher ces orifices, tout en resserrant la cavité dans leur intervalle ; une partie des *anses verticales de l'oreillette droite,* une partie des *anses verticales,* et des *anses obliques de l'oreillette gauche.*

De l'arc postérieur à l'arc antérieur de leur ouverture de communication avec les ventricules, les oreillettes sont embrassées par des anneaux incomplets, qui passent par leur bord supérieur, à côté et dans l'intervalle des vaisseaux, et qui tendent à rapprocher leur bord supérieur de leur base, tout en resserrant d'avant en arrière leur cavité ; *anses verticales des deux oreillettes.*

Les anses qui traversent, en divers sens, les parois des oreillettes, se prolongent dans les parois des appendices, de manière à y constituer un système d'anses longitudinales et transversales, auxquelles s'associent des anneaux propres, et dont l'action d'ensemble a pour effet de rapprocher le sommet de la base de l'appendice, en effaçant sa cavité.

L'action combinée de ces éléments fondamentaux de la structure des oreillettes, que lient en un seul système les anses communes, tend à effacer leur double cavité, tout en fermant les ouvertures de communication.

LIVRE DEUXIÈME.

Mouvements du cœur de l'homme.

CHAPITRE PREMIER.

Mouvements du cœur en général.

Le cœur est le siége de mouvements réguliers, qui ne cessent qu'avec la vie.

Chez l'homme vivant, on sent ce mouvement dans le lieu de la poitrine où correspond la pointe du cœur, entre les cartilages de la 5e et de la 6e côtes gauches. Le doigt placé sur ce point reçoit, à des intervalles distincts et réguliers, une impulsion, qui est causée par le choc du cœur contre les parois de la poitrine, et qu'on nomme battement. Ces battements intermittents du cœur sont souvent appréciables à la vue, qui perçoit un soulèvement de la paroi thoracique. Souvent aussi on peut les reconnaître sur soi-même, sans le secours du toucher, à une sensation d'ébranlement, perçue dans le point indiqué de la poitrine.

L'oreille, appliquée sur la région des battements du cœur, sent, aussi bien que la main, l'impulsion de cet organe contre les parois de la poitrine; mais, de plus, l'ouie perçoit deux bruits, dont la succession rapide produit une sorte de tic-tac [1]. Ces bruits, analogues, ou à un clapotement de liquide, ou à un claquement de soupapes, diffèrent un peu de durée et d'intensité, le premier étant plus sourd

---

[1] ... Dum istis cordis motibus fit portionis sanguinis e venis in arterias traductio, pulsum fieri et exaudiri in pectore contingit. Harvey, *Exercit. anatom. de motu cordis*, p. 39.

et plus long, le second plus clair et plus bref. Après ce double bruit, se fait un silence; puis, le premier bruit se reproduit. Ces bruits sont évidemment liés avec les mouvements du cœur. Il y a, entre leurs retours périodiques, le même intervalle qu'entre les impulsions du cœur contre la poitrine.

Les mouvemens du cœur peuvent être constatés et observés directement chez les animaux vivants.

Au milieu des phénomènes complexes, de locomotion dans la masse du cœur, de changement de forme et de volume dans ses parties constituantes, qui apparaissent alors aux yeux, il est possible de reconnaître avec certitude, que les mouvements du cœur consistent essentiellement en deux mouvements contraires et alternatifs: une contraction des cavités, pendant laquelle le sang en est expulsé, mouvement désigné sous le nom de systole; une dilatation des cavités, pendant laquelle le sang s'y introduit et les distend; mouvement appelé diastole.

Ces deux mouvements, opposés par leurs caractères sensibles et par leurs effets, ne diffèrent pas moins par leur nature.

Le mouvement de contraction, la systole, est un phénomène actif et simple. Il résulte de la réalisation instantanée d'une seule condition, qui est une action propre des parois des cavités, la contraction des fibres musculaires, dont ces parois sont formées. Le changement de forme, qui exprime l'action et caractérise le mouvement, dépend de cette condition unique, et est absolument indépendant de la présence, ou de l'absence d'un liquide. La systole se produit dans les cavités vides ou pleines de sang, avec les mêmes caractères.

Le mouvement de dilatation, la diastole, est un phénomène passif et composé[1]. Il résulte de la réalisation successive de deux

<hr>

[1] Deinde idem cor, post absolutam contractionem, in eum statum transit, quem dilatationem, remissionem aut diastolen dicimus, et qui idem in debili corde, per medium inter duas contractiones intervallum, et post mortem superest, eo unico cum

conditions , à propos desquelles les parois des cavités demeurent également passives. Une de ces conditions est la cessation de l'action des parois , le relâchement des fibres musculaires qui les constituent. L'autre condition est l'introduction actuelle et subite , dans les cavités, d'une quantité de sang qui les remplisse et les distende. Le changement de forme qui caractérise le mouvement, est principalement dû à la réalisation de cette dernière condition ; car le relâchement des parois n'entraîne que la restitution des cavités effacées : c'est l'introduction du sang qui détermine leur distension. La diastole, en tant que mouvement, ne se produit que dans les cavités qui reçoivent du sang. Le relâchement des parois , dans le cœur que le sang ne traverse plus , n'est, à proprement parler, que la cessation d'un mouvement.

Ces considérations conduisent à une remarque, sur la valeur des mots diastole et systole , qui n'est pas sans importance. Le mot diastole, qui exprime un fait complexe, peut prêter à l'équivoque, si, comme il arrive souvent, on l'emploie pour désigner l'un ou l'autre des deux éléments qui entrent dans le fait complexe, le relâchement des parois par la cessation de leur action, ou leur distension par la pression du sang. Il n'en est pas de même du mot systole , qui , exprimant un fait simple, a un sens toujours identique.

Ces deux espèces de mouvement se produisent suivant un ordre déterminé de succession et de coïncidence , qui constitue le rhythme des mouvements du cœur.

Quant à la succession: 1° les deux espèces différentes de mouvement, alternent dans chaque cavité du cœur, isolément considérée; la systole et la diastole se succèdent incessamment, dans chaque oreillette et dans chaque ventricule ; 2° la même espèce de mouvement alterne d'une cavité à

discrimine, quod a cadavere cordis repletio abesse possit, cum qua in vivo et sano animale conjungitur. Hoc alterum cordis stadium in vivo animale alterna requies, in cadavere mortis et inertiæ status est. Haller, *Physiol.*, t. 1, p. 386.

l'autre, dans les cavités de nom différent ; à la systole de l'oreillette succède la systole du ventricule ; il en est de même pour la diastole.

Quant à la coïncidence : 1° la même espèce de mouvement se produit simultanément dans les cavités de même nom ; les oreillettes sont, en même temps, à l'état de systole ou à l'état de diastole ; il en est de même pour les ventricules ; 2° les espèces différentes de mouvement se produisent simultanément dans les cavités de nom différent ; pendant que les oreillettes se contractent, les ventricules se dilatent, et réciproquement [1].

L'ordre des mouvements considéré, quant à la succession et à la coïncidence, dans le cœur tout entier, se résume ainsi : les deux oreillettes se contractent, et, au même instant, les deux ventricules se dilatent ; puis les deux ventricules se contractent, et, au même instant, les deux oreillettes se dilatent. La succession des contractions dans les oreillettes et les ventricules, est ce qu'on appelle la systole du cœur. La succession des dilatations dans les oreillettes et les ventricules, constitue la diastole du cœur.

Ces mouvements, qui tiennent à l'essence même de l'action du cœur, se produisent, suivant cet ordre, chez tous les animaux, et par conséquent aussi chez l'homme. Ils peuvent être facilement constatés, et reconnus identiques pour leur nature, pour leur rhythme, pour leur effet, dans toutes les espèces animales, qui ont un cœur. Mais toutes les particularités qui se rattachent à ces mouvements, ne sont pas aussi faciles à saisir que le fait principal, soit chez les animaux, soit chez l'homme.

En effet, les mouvements du cœur se produisent avec une très grande rapidité, qu'exagère encore la perturbation apportée, dans la vie de l'animal, par l'opération cruelle, qui rend

---

[1] ... Simul enim ambæ auriculæ moventur, et simul ambo ventriculi, ut quatuor loco motus distincti sint duobus tantum temporibus... Harvey, loc. cit., p. 38.

possible l'observation directe. L'allanguissement de la vie et des forces du cœur, ne tarde pas, il est vrai, à diminuer cette rapidité ; mais, en même temps, un trouble toujours croissant s'introduit dans les mouvements et leurs effets. Si, pour rendre l'observation plus facile, et pour épargner à un être sensible d'atroces souffrances, on commence l'expérience, par assommer l'animal qui en est le sujet, et par réduire sa vie à ce qu'en peut entretenir, sans l'influence du système nerveux, la respiration artificielle, peut-on être bien sûr d'avoir alors sous les yeux des phénomènes qui reproduisent exactement ceux qui appartiennent à la vie réelle ? Aussi, la détermination rigoureuse de toutes les circonstances relatives aux mouvements du cœur, au moyen de l'observation directe, présente-t-elle des difficultés, pour chaque espèce animale en particulier !

Mais dans chaque espèce animale, les mouvements et leurs effets empruntent des caractères spéciaux à la structure spéciale du cœur. Et, dès lors, l'observation directe des mouvements du cœur vivant, chez une ou plusieurs espèces animales, ne peut fournir des inductions analogiques, susceptibles d'être légitimement appliquées à l'interprétation des mouvements du cœur, chez les autres espèces et chez l'homme, que dans la limite des rapports similaires de structure.

De là, les erreurs qui se sont introduites à diverses époques dans la physiologie du cœur humain, les dissentiments et les doutes qui l'obscurcissent encore aujourd'hui, même sur des questions de fait, susceptibles d'une solution purement empirique. De là, aussi, la nécessité de faire intervenir, dans l'interprétation des faits, la considération de la structure, si éminemment propre, d'ailleurs, à éclairer tous les détails d'une fonction essentiellement mécanique.

Je me suis attaché à éviter, autant que possible, les causes d'erreur dans les recherches expérimentales que j'ai faites, et dont je publie les résultats, comme introduction à l'étude du cœur chez l'homme. J'ai choisi, pour sujets de mes expériences, des espèces animales, qu'il est facile de se procurer, qui se prêtent bien à l'expérimentation, et qui sont, pour la structure du cœur, aussi éloignées, ou aussi rapprochées de l'homme qu'il est désirable. A côté du résultat de mes observations sur les mouvements, j'ai placé le résultat de mes recherches sur la structure.

CHAPITRE II.

Etude des mouvements du cœur, au moyen de l'observation directe, dans diverses espèces animales.

§ 1. — *Chez les reptiles (bâtraciens).*

Grenouille rousse. (Rana temporaria.)

Structure du cœur. Conformation extérieure.

L'oreillette globuleuse, a, quand elle est distendue, un tiers de hauteur en moins que le ventricule, et plus de largeur que sa base. Le ventricule, cordiforme, à surfaces antérieure et postérieure triangulaires, présente, vers le milieu de son bord supérieur, en avant et en arrière, une échancrure. Un sillon circulaire sépare l'oreillette du ventricule. De l'angle droit du ventricule, naît le tronc artérieux, qui se contourne de droite à gauche et de bas en haut, et qui, après un trajet équivalent au quart de la largeur de la base, donne naissance à l'aorte, laquelle se partage immédiatement en deux vaisseaux. La base du ventricule adhère en arrière, par une bride, au péricarde.

Conformation intérieure.

Les parois de l'oreillette sont minces et lisses. L'ouverture auriculo-ventriculaire n'offre pas de valvules. Elle est constituée par le pourtour intérieur du bord supérieur du ventricule. Une bride membraneuse antéro-postérieure, constitue, au-dessus de cette ouverture, dans la cavité auriculaire, une trace de cloison.

Les parois du ventricule sont beaucoup plus épaisses que celles de l'oreillette. Une petite fossette correspond à l'angle gauche. Une ouverture arrondie établit, dans l'angle droit, la communication de la cavité ventriculaire avec le tronc artérieux. La cavité ventriculaire est parcourue, de bas en haut, par des faisceaux longitudinaux qui rejoignent des arcades à concavité supérieure, étagées les unes au-dessus des autres sur la paroi ventriculaire.

Le tronc artérieux a des parois plus épaisses, et un calibre plus grand, que l'artère à laquelle il donne naissance. Au-dedans de sa cavité et au-dessus de son ouverture de communication avec la cavité ventriculaire, existent deux valvules épaisses, adhérentes par leur bord postérieur, libres par leur bord antérieur, mobiles et faisant l'office d'opercules.

Etudiés, d'une manière plus complète, sur la grenouille verte, *rana esculenta*, le tronc artérieux et ses valvules m'ont présenté la disposition suivante : Le tronc artérieux, de couleur grise comme le ventricule, en est séparé par un étranglement circulaire ; il se contourne de droite à gauche sous forme de crosse, et donne naissance à l'artère principale qui se bifurque immédiatement. Les deux valvules, semi-lunaires, épaisses, nées de la paroi postérieure, rapprochées en haut à angle aigu ; s'écartent en descendant obliquement l'une à droite, l'autre à gauche. Leur bord libre est tourné en avant et vers l'axe du canal, et leur face supérieure, tournée du côté de l'aorte, présente une excavation semi-lunaire, analogue à celle des valvules sigmoïdes, plus allongée et moins profonde.

La structure du cœur est, d'ailleurs, identique dans les deux espèces, qui, toutes deux, offrent une trace de cloison antéro-postérieure dans l'oreillette.

Mouvements du cœur.

Le doigt, appuyé sur la région du cœur, ne perçoit pas d'impulsion; et l'auscultation médiate, pratiquée avec un petit stéthoscope, ne permet de constater aucun bruit.

Les mouvements de l'oreillette prédominent sur les mouvements du ventricule, dans la systole pour la force de l'impulsion, dans la diastole pour l'étendue de l'ampliation.

La systole de l'oreillette qui continue la systole de la veine cave, est le premier mouvement.

L'oreillette gonflée, allongée et représentant une outre pleine, se contracte de haut en bas par un mouvement vermiculaire rapide et brusque, projette, dans le ventricule, une ondée de sang, qui le rougit, le distend, et augmente son volume suivant toutes ses dimensions. Cette projection de sang avec distension, s'étend jusque dans l'origine du tronc artérieux. La systole de l'oreillette pousse fortement le ventricule dilaté, en bas et un peu en avant, et le fait saillir brusquement hors de la cavité thoraco-abdominale. La contraction de l'oreillette persiste un peu plus long-temps, au niveau du sillon circulaire. L'oreillette se vide complètement de sang.

A la systole de l'oreillette qui a déterminé la réplétion du ventricule, succède immédiatement la systole du ventricule. En se contractant, le ventricule diminue de volume dans toutes ses dimensions, il se raccourcit très notablement; le sillon circulaire se creuse d'une manière très sensible, et représente un étranglement entre l'oreillette qui se distend, et le ventricule qui se vide de sang Il y a un mouvement faible de projection de la pointe du cœur en avant.

L'ondée de sang que le ventricule projette dans l'artère, la gonfle, augmente son calibre; il est difficile d'apprécier la pulsation du vaisseau, que l'oreillette, en se distendant, pousse brusquement en avant, à ce même instant; mais si l'on perce, avec une aiguille, le vaisseau, on voit jaillir le sang au moment précis de la systole ventriculaire. Le ventricule

7

se vide complètement de sang. Il ne semble pas qu'il y ait
de reflux du côté de l'oreillette. Il n'y a pas, entre la contraction du ventricule et le retour de la systole auriculaire,
de repos proprement dit. Les mouvements ne comprennent
réellement que deux temps: Seulement le ventricule se maintient, à l'état de contraction et vide, pendant un instant très
court, avant de se relâcher. Pendant la contraction du ventricule, bien que l'oreillette se gonfle et par conséquent
s'allonge, le ventricule, notablement rapetissé et raccourci,
rentre dans la cavité thoraco-abdominale.

Cette description s'applique exactement aux mouvements
du cœur, observés sur la grenouille verte, sauf une projection plus énergique de la pointe du cœur en avant, au moment
de la systole ventriculaire.

Crapaud brun, (Bufo fuscus).

Structure du cœur.

Le cœur de ce crapaud, comparé aux cœurs de grenouilles
rousse et verte, offre les différences suivantes. L'oreillette
est plus allongée; ses parois sont plus épaisses. Le ventricule
est plus long, et ses surfaces forment un triangle plus aigu.
Sa cavité ne contient pas d'arcades semi-lunaires, mais elle
offre des faisceaux longitudinaux saillans. Le tronc artérieux
ne contient qu'une valvule épaisse, obliquement située de
haut en bas et de droite à gauche. L'oreillette et le ventricule
sont libres d'adhérences au péricarde.

Crapaud commun, (Bufo vulgaris).

Même conformation. Une cloison verticale s'élève de l'ouverture auriculo-ventriculaire jusqu'au tiers de la hauteur
de l'oreillette, et partagé, en bas, sa cavité, jusqu'à l'orifice,
en deux portions, droite et gauche. Point d'adhérences entre
la face dorsale du cœur et le péricarde.

Mouvements du cœur.

Les mouvements du cœur, dans le crapaud, sont essentiellement semblables à ceux qui ont été décrits à propos de la grenouille. La contraction ventriculaire est plus énergique, et la projection de la pointe, plus prononcée. Au moment de sa systole, le ventricule éprouve, sur sa base, un mouvement de bascule, et, sur son angle droit, une sorte de torsion, qui ont pour effet de projeter en avant et à gauche sa pointe plus mince et plus aiguë, en même temps que l'angle gauche s'élève et s'incline à droite. Au moment de sa diastole, le ventricule reprend sa position primitive; il reporte en arrière et à droite sa pointe plus grosse et plus mousse. L'alternative de ces deux mouvements représente le va et vient d'un pendule.

Toutefois, pour le cœur du crapaud comme pour celui de la grenouille, c'est pendant la diastole ventriculaire que la masse du cœur descend le plus bas, en raison de l'allongement du ventricule et de la poussée de l'oreillette.

L'aorte est assez transparente pour qu'on voie, au travers de sa paroi, l'ondée de sang, que la systole du ventricule y projette.

J'ai vu, dans un cas, se former à la surface du ventricule, vers sa partie moyenne, un étranglement circulaire, qui persistait et dans la systole et dans la diastole, et qui s'est peu à peu effacé, à mesure que les mouvements du cœur se sont ralentis, et que la quantité du sang circulant a diminué.

La structure du cœur de la salamandre est analogue à celle du cœur de la grenouille et du crapaud. Mais la situation relative des parties constituantes diffère notablement. Chez la grenouille et le crapaud, le cœur est dans un plan vertical, l'oreillette est au-dessus du ventricule. Chez la salamandre, le cœur est dans un plan oblique de haut en bas et de gauche à droite; l'oreillette est en haut et à gauche, le ventricule en bas et à droite ; le sommet est un peu incliné vers la droite. L'artère correspond à l'angle droit, est située à droite et en arrière, et s'élève verticalement. Le ventricule est large et court. Sa paroi postérieure adhère au péricarde, par une bride qui s'étend jusqu'à la pointe.

Ces différences de conformation entraînent quelques différences corrélatives dans les mouvements. Le ventricule est poussé à droite et un peu en avant pendant la systole de l'oreillette, et se gonfle sans s'allonger sensiblement. Le ventricule n'éprouve pas de mouvement de bascule sur sa base, au moment de sa systole ; il se rétrécit sans se raccourcir.

---

§ 2. — *Chez les mammifères.*

Lapin, (Lepus cuniculus).

Structure du cœur. Conformation extérieure.

La masse des ventricules a la forme en cœur. Le sommet du cœur est arrondi. Le bord gauche est épais ; l'angle gauche est très arrondi. Le bord droit, arrondi, est un peu moins épais que le gauche. Les deux tiers supérieurs du bord droit appartiennent au ventricule droit, et représentent une ligne presque droite. Le tiers inférieur appartient au ventricule gauche, et représente une ligne fortement courbée. L'angle droit, qui résulte de l'union du bord droit avec le bord supérieur, est très ouvert. Le bord supérieur antérieur, à partir de l'angle droit, se relève fortement de bas en haut et de droite à gauche, pour se continuer avec le bord supérieur de l'artère pulmonaire, suivant une direction très oblique, sans former à l'extérieur un angle pulmonaire sensible. L'appendice conoïdale et son col sont très courts. Le sillon antérieur, oblique de haut en bas et de gauche à droite, commence au-dessous de l'artère pulmonaire, par l'échancrure antérieure, étroite, mais profonde. Le bord supérieur postérieur est peu saillant, et légèrement concave d'un angle à l'autre. Le sillon postérieur, à peine indiqué, est situé au-delà de la ligne médiane, plus près du bord gauche ; il commence par une échancrure postérieure peu profonde, et atteint le sommet du ventricule droit, en décrivant une courbe à concavité droite. Le ventricule droit occupe le tiers de la face antérieure et les deux tiers de la face postérieure du cœur.

Le sillon circulaire est très profond dans ses parties antérieures, droite et gauche, moins profond dans la région des angles, très superficiel dans la région moyenne de sa partie postérieure. A droite et en avant, la profondeur du sillon équivaut aux deux tiers de l'épaisseur de la base des ventricules. L'appendice auriculaire recouvre tout cet espace jusqu'au niveau du bord libre supérieur du ventricule, qu'elle affleure par un bord mince et tranchant. Ce bord antérieur de l'appendice s'unit à angle, au niveau de l'angle droit du cœur avec un bord tranchant postérieur et droit, au niveau de l'aorte avec un bord tranchant gauche. Dans son ensemble elle constitue une sorte d'opercule quadrilatère, qui s'élève de l'arc antérieur de l'ouverture auriculo-ventriculaire, et s'applique sur la base du ventricule droit en avant et à droite. La profondeur du sillon est moins grande à gauche. L'appendice de l'oreillette gauche a plus de hauteur, et s'élève du pourtour de l'ouverture auriculo-ventriculaire, sous la forme d'un capuchon pyramidal, dont la base, terminée par un bord mince, s'applique, en recouvrant le sillon, sur la base du ventricule gauche, en avant et à gauche.

Confo mation intérieure. Cavité ventriculaire droite.

La séparation de la cavité en deux chambres n'est pas aussi prononcée que chez l'homme.

La chambre pulmonaire du ventricule droit occupe toute la région antérieure. Elle offre à gauche le sinus antérieur gauche, et, dans ce sinus, des faisceaux en arcades, qui unissent un pilastre postérieur à des pilastres antérieurs. Le pilastre postérieur, volumineux, se continue à droite et en haut avec une arcade musculaire supérieure, qui a, relativement, plus de hauteur et plus d'épaisseur que chez l'homme. Cette arcade se contourne, en arrière et à droite, sur l'angle saillant de la cloison, qui correspond au bord droit du ventricule gauche, et qui sépare, en arrière, la chambre pulmonaire de la chambre auriculaire. En avant et en bas les deux chambres communiquent immédiatement et largement entre elles. Il y a, au-dessus de l'arcade, une petite fossette, comme chez l'homme.

La chambre auriculaire occupe toute la région postérieure et droite. Il n'y a pas de sinus droit antérieur, le ventricule n'offrant pas, au niveau de son bord droit arrondi, le pli angulaire qui existe chez l'homme. Le sinus droit postérieur, situé très en arrière, aboutit en haut à une impasse considérable, creusée entre l'anneau valvulaire, la cloison et la paroi ventriculaire libre, au niveau et à droite de l'échancrure postérieure. Au-dessous de l'arcade musculaire naissent, au bord droit du pilastre postérieur, le mamelon supérieur, plus bas, le mamelon inférieur, plus bas encore un troisième mamelon, représentant la moitié gauche de la colonne antérieure. Ces mamelons donnent insertion par leur sommet à des radiations tendineuses, dont la distribution, par rapport à l'anneau, est la même que chez l'homme. Plus à droite, et, un peu plus bas, naît de la cloison un mamelon, représentant, quant à l'insertion de ses radiations, la moitié droite de la colonne antérieure. Plus en arrière, mais encore à une assez grande distance du sinus droit postérieur, un mamelon bifide, quelquefois trois mamelons, représentent, pour leurs radiations tendineuses, le groupe des colonnes postérieures.

L'arcade musculaire supérieure, en contournant l'ouverture auriculo-ventriculaire de droite à gauche et d'avant en arrière, atteint la paroi antérieure, et se continue, de haut en bas, avec un pilastre antérieur qui indique en avant la limite des deux chambres, et avec un gros faisceau musculaire qui, en suivant la direction de l'arcade, descend en arrière vers le sommet du ventricule, et se divise en plusieurs faisceaux columnaires, complétement isolés de la paroi ventriculaire dans la partie moyenne de leur trajet. La cloison, sauf les mamelons qui en naissent, est lisse.

Des filaments tendineux, variables pour leur nombre et pour leur longueur, se portent transversalement de divers points des parois aux points opposés, et forment, par leur entre-croisement et leurs adhérences, une sorte de réseau libre à larges mailles, au-dessus du sommet de la cavité.

L'anneau valvulaire, très mince, très transparent, est divisé en trois languettes, à la manière de ce que l'on observe chez l'homme. Les radiations tendineuses sont peu nombreuses. La languette de la cloison, plus courte, est retenue en arrière par plusieurs petits tendons.

Cavité ventriculaire gauche.

La disposition de la cavité ventriculaire gauche reproduit le type du cœur humain : deux chambres, deux sinus, deux colonnes, un anneau valvulaire à deux languettes, des ra-diations tendineuses formant deux arcades, un mode de communication semblable entre les deux chambres. Les co-lonnes sont relativement beaucoup plus volumineuses; la disposition, en hémicycles, des radiations tendineuses, moins nombreuses, n'est qu'indiquée ; le sommet des deux colonnes, moins divisé, n'est pas au même niveau; la colonne antérieure dépasse en haut la colonne postérieure. L'engrènement est beaucoup moins prononcé. La colonne postérieure offre pourtant à son sommet une échancrure, à laquelle corres-pond le bord droit saillant de la colonne antérieure.

Des pilastres longitudinaux se dessinent en relief sur les parois ventriculaires. Ceux du sinus gauche sont plus volu-mineux, plus saillants, et s'unissent par arcades avec la base des colonnes. Des filamens tendineux se portent, en divers sens, de divers points des parois aux points opposés, d'une colonne à l'autre, de chaque colonne à la paroi contiguë.

L'anneau valvulaire, plus épais que le droit, est encore très mince, et transparent.

La disposition et la forme des valvules sigmoïdes, soit aortiques, soit pulmonaires, sont absolument les mêmes que chez l'homme.

Cavités auriculaires.

Les cavités des oreillettes ne diffèrent notablement de ce qu'elles sont chez l'homme, que par l'étendue plus grande et la forme particulière des cavités des appendices, et par l'existence, dans l'oreillette droite, de trois veines caves disposées comme chez les oiseaux. Les parois des oreillettes, lisses immédiatement au-dessus de l'orifice auriculo-ventriculaire, représentent dans cette région une sorte d'anneau, dont le bord supérieur donne attache à des colonnes musculaires, qui en naissent à angle droit, et qui se dirigent, du pourtour de cet anneau, vers les ouvertures des veines, en formant des arcades verticales, et dans la cavité de l'appendice, où elles forment des arcades et des réseaux.

La structure musculaire du cœur est fondamentalement la même que chez l'homme. Les principaux éléments de la structure du ventricule y sont semblables et plus faciles à démêler. On y trouve les anses communes aux deux ventricules, et les anses propres à chaque ventricule. La différence la plus grande porte sur le ventricule droit, et est relative au système des colonnes libres. Les anses à fibres convergentes et rentrantes du foramen, les anses en 8 de chiffre à chefs entrecroisés sur la face antérieure, et le mode de génération des colonnes et des faisceaux intérieurs, s'y retrouvent comme éléments de la structure du ventricule gauche, suivant le même type.

Etude des mouvements du cœur, par l'observation directe, chez le lapin.

Systole du cœur.

La systole du cœur comprend deux mouvements successifs, la systole des oreillettes et la systole des ventricules. Ces deux mouvements se produisent chacun avec la rapidité de l'éclair, et se succèdent si immédiatement qu'ils semblent se continuer [1].

Systole des oreillettes.

Au moment de leur systole, les oreillettes, par un mouvement brusque, s'appliquent contre la base du cœur; elles s'applatissent, pâlissent, et diminuent de volume suivant toutes leurs dimensions. En même temps, elles impriment aux ventricules une impulsion en bas et en avant, qu'on peut bien constater surtout chez l'animal mourant, lorsque, les ventricules se contractant avec moins de fréquence que les oreillettes, les contractions des oreillettes ne sont pas immédiatement suivies de la contraction des ventricules. Le mouvement de contraction des oreillettes est réellement fort énergique. J'ai vu plusieurs fois l'oreillette gauche non seulement s'applatir de haut en bas, mais encore se déprimer de manière à former un creux, la paroi moyenne supérieure s'enfonçant dans la cavité auriculaire.

Mais ce mouvement diminue assez promptement de force et surtout d'étendue, à mesure que la vie s'affaiblit. La contraction et l'affaissement des parois, avec resserrement de la

---

[1] Isti duo motus, auricularum unus, alter ventriculorum, ita per consecutionem fiunt, servata quasi harmonia et rhythmo, ut ambo simul fieri et unicus tantum motus esse appareat, præsertim in calidioribus animalibus, dum illa celeri agitantur motu. Harvey, loc. cit., p. 19.

cavité, se circonscrivent peu à peu dans la portion de l'oreillette la plus voisine du ventricule , puis dans l'appendice de l'oreillette, où les contractions finissent par se concentrer exclusivement.

Systole des ventricules.

Au moment de leur systole, les ventricules, par un mouvement brusque et rapide, diminuent de volume , projettent la pointe du cœur en avant et en haut , et repoussent fortement le doigt qui presse leurs parois endurcies. La diminution de volume a lieu dans tous les sens. La masse commune des ventricules se raccourcit, la pointe du cœur se rapprochant sensiblement et évidemment de la base. Elle se rétrécit. Le ventricule droit se retire vers le ventricule gauche, dont les diamètres latéraux ont diminué. La pointe du cœur est plus aiguë. Les ventricules se maintiennent à l'état de contraction extrême, pendant un instant très court, avant de se relâcher.

Dans le déplacement qui projette en haut et en avant la pointe du cœur, la masse ventriculaire éprouve un mouvement de bascule sur sa base , de manière à ce que son sommet, représentant l'extrémité du rayon , décrive, de bas en haut et d'arrière en avant , un arc de cercle. Pendant que ce mouvement de bascule se produit, la masse ventriculaire s'infléchit en avant, suivant une ligne qui, de la pointe à la base, serait menée sur le milieu de la partie antérieure du ventricule gauche. Cette inflexion , très sensible vers la pointe du cœur, a pour effet de recourber cette pointe dans le même sens. Cette inflexion devient surtout très apparente lorsqu'aux approches de la mort du cœur, la systole ventriculaire se fait à vide.

La répulsion du doigt appliqué sur la face antérieure des ventricules, est due, et à l'épaississement brusque de leurs parois au moment de la contraction, et à la projection en avant de leur masse. Si l'on saisit, d'avant en arrière, cette

masse entre deux doigts placés, l'un sur la face antérieure,
l'autre sur la face postérieure du cœur, il semble que les
doigts soient brusquement écartés au moment de la systole,
ce qui tient au choc subit que déterminent, contre ces doigts,
les parois épaissies et indurées. Lorsque la systole se fait
à vide, ce phénomène se produit encore, et ses conditions
deviennent appréciables à la vue, la masse des ventricules
s'accroissant sensiblement vers la base, surtout en avant.

Le mouvement de la systole diminue d'énergie, moins rapidement dans les ventricules que dans les oreillettes. Pendant
cette diminution, la contraction continue d'abord à se faire
par un seul mouvement, et dans toute l'étendue des ventricules, alors même que la contraction des oreillettes s'est con-
centrée dans les appendices. Mais il arrive un moment où la
contraction, plus lente, semble se propager, suivant la longueur
des ventricules, par une sorte de palpitation ondulatoire, qui,
bientôt, ne s'étend plus à toutes les fibres.

La systole des ventricules diminue de fréquence, de manière à ce que deux ou même plusieurs pulsations se produisent dans les appendices auriculaires, sans que le mouvement se propage dans les ventricules. Puis, la systole cesse,
pour ne plus reparaître, dans les ventricules, tandis que les
appendices des oreillettes se contractent encore. Tant que la
systole persiste dans les deux oreillettes, elle se produit dans
toutes deux au même instant. Tant que la systole persiste
dans les ventricules, elle se produit dans tous deux au même
instant. Le mouvement s'éteint, d'abord dans les ventricules,
puis dans l'oreillette gauche, puis dans l'oreillette droite.

Lorsque les battements du cœur languissent, la respiration
ne se faisant plus, il arrive que la systole des ventricules ne
peut plus vider de sang leurs cavités. Alors il est facile de
percevoir, à l'aide du doigt posé vers la base des ventricules,
une pulsation parfaitement semblable à la pulsation des artères, et qui est due au choc et à la pression du liquide sur
les parois ventriculaires.

Diastole du cœur.

La diastole du cœur comprend deux mouvements successifs, la diastole des oreillettes et la diastole des ventricules. Les mouvements de diastole se produisent avec un peu moins de rapidité et avec beaucoup moins de violence que les mouvements de systole. Entre la diastole de l'oreillette et la diastole du ventricule, il n'y a pas une démarcation de succession aussi tranchée qu'entre les mouvements de systole. Il y a même un moment, très court il est vrai, où l'oreillette et le ventricule sont en même temps à l'état de relâchement.

Diastole des oreillettes.

Les oreillettes, au moment de leur diastole, s'éloignent rapidement de la base du cœur, se gonflent, augmentent de volume dans toutes leurs dimensions, et se colorent en rouge, avec une teinte bleuâtre pour l'oreillette droite. Les appendices auriculaires se gonflent et se redressent.

Diastole des ventricules.

Les ventricules, par un mouvement rapide, augmentent de volume dans toutes leurs dimensions ; ils se portent en bas et en arrière, et ne repoussent pas le doigt qui presse leurs parois amollies. L'augmentation de volume a lieu dans tous les sens ; les ventricules réunis s'allongent, s'élargissent et se tuméfient. La masse ventriculaire éprouve un mouvement de bascule sur sa base, de haut en bas et d'avant en arrière, et, en même temps, s'effacent et l'inflexion de la face antérieure, et la courbure de la pointe du cœur.

Le doigt appuyé sur les ventricules à l'état de diastole, n'est pas repoussé fortement. Il perçoit, au moment de la contraction de l'oreillette, une légère impulsion qui s'efface promptement, comme sensation, dans la brusque et forte répulsion, que détermine la contraction ventriculaire. Si l'on saisit d'avant en arrière, par ses deux faces opposées, la masse des ventricules ; on perçoit un léger écartement des doigts, sans secousse. Lorsque le sang passe en moins grande quantité, ou a cessé de passer au travers des cavités du cœur, les mouvements alternatifs de systole et de diastole se produisant encore, il est facile de constater, au moment de la diastole, dans les parois ventriculaires, un état de mollesse et de flaccidité, très prononcé surtout dans le ventricule droit, dont les parois demeurent affaissées. Il m'a toujours été impossible de voir dans l'ampliation des cavités du cœur, avec tension de leurs parois, au moment de la diastole, autre chose que l'effet de la pression du sang sur les parois simplement relâchées.

Lorsque les mouvements du cœur diminuent de fréquence, la circulation continuant, il devient facile de constater le fait de la coïncidence de la diastole des oreillettes et des ventricules, pendant une durée appréciable, qui est, pour le cœur tout entier, un temps de repos ou d'inactivité. Lorsque, par suite de l'ouverture des deux cavités thoraciques, la respiration vient à cesser, l'animal éprouve des mouvements convulsifs d'une grande violence, et alors, le sang ne pouvant sortir des cavités du cœur, toutes les cavités demeurent en même temps à l'état de diastole, et se trouvent distendues par le sang qui continue à affluer, de manière à ce que le cœur acquière une augmentation de volume, qu'on n'aurait pas imaginée à ce point possible, avant d'avoir observé le fait. Dans ce moment, les veines curdiaques se gonflent et se dessinent en relief sur le cœur.

Le choc du cœur du lapin contre les parois thoraciques intactes, est très faible. Les tentatives que j'ai faites pour m'assurer, par l'expérience, du moment précis où le choc se réalise contre la poitrine, ont été infructueuses. Lorsque la portion du sternum et des côtes, qui correspond au cœur, a été enlevée, et, le péricarde étant ouvert, lors même que les cavités pleurales n'ont été en aucune sorte intéressées, l'animal étant couché sur le dos, le cœur est affaissé vers la colonne vertébrale, et assez éloigné du plan de la paroi pectorale antérieure, pour n'atteindre le niveau de ce plan dans aucun moment de ses mouvements, soit lorsque la pointe est projetée en avant, pendant la systole des ventricules, soit lorsque la masse ventriculaire s'allonge et se porte en bas, au moment de la diastole. J'ai cherché à réaliser les conditions de l'observation de Harvey sur l'homme, en fenêtrant seulement le point de la poitrine où l'impulsion se produit.

Chez un lapin, à qui j'avais enlevé, dans ce point, un petit segment de côte et les muscles intercostaux qui s'y attachent, le cœur, loin de tendre à faire saillie par l'ouverture, au moment où aurait dû se produire le choc, ne s'est pas même assez approché de l'ouverture, pour qu'il fût possible de rien distinguer.

Les bruits du cœur du lapin, sont très forts, relativement au volume de l'organe. Ils ressemblent, pour leur intensité et pour leur rhythme, au tic-tac d'une grosse montre ; mais leur timbre est beaucoup plus sourd. Les deux bruits se succèdent si rapidement, qu'ils paraissent se confondre en un seul bruit. Le silence qui les suit est très court. Dans le cœur vivant, contenant du sang liquide, et battant encore assez fort pour que le sang contenu dans les ventricules soit projeté à une certaine distance, hors de leur cavité, par une plaie faite à leurs parois, ce bruit cesse complètement, si la circulation du sang a cessé de se faire régulièrement au travers du cœur. L'impulsion du cœur, qui soulève le stéthoscope, peut donner à l'oreille la sensation d'un bruit simple de choc, fort différent des bruits du cœur. Le cœur étant séparé de l'animal et posé sur une table, si l'on applique solidement le stéthoscope sur la face antérieure des ventricules, on sent le stéthoscope soulevé par la contraction des ventricules, mais on ne perçoit aucun bruit.

CHAPITRE III.

Mouvements du cœur chez l'homme.

Il y a, dans la conformation et la structure du cœur, entre l'homme et les animaux, surtout les mammifères, une similitude assez grande pour que les principaux phénomènes des mouvements du cœur puissent être conclus de l'observation directe de ces mouvements chez les animaux, à ce qu'ils doivent être chez l'homme.

Ainsi, la simultanéité des mouvements similaires, d'un côté à l'autre du cœur, dans les cavités de même nom ; la succession non interrompue des deux mouvements contraires dans chaque cavité ; la simultanéité des mouvements contraires dans les cavités de nom différent ; la succession immédiate de la systole dans l'oreillette et le ventricule, représentant l'action du cœur ; la succession moins rapide de la diastole dans l'oreillette et le ventricule, dont le summum de développement est déterminé, pour le ventricule, par la pression du sang, sous l'influence de la systole auriculaire ; la coïncidence instantanée du relâchement dans les deux cavités, représentant le repos du cœur ; l'augmentation de la masse des ventricules, suivant toutes leurs dimensions, pendant leur diastole, qui atteint son maximum au moment de la systole auriculaire ; la diminution de la masse des ventricules, suivant toutes leurs dimensions, et la projection de la pointe du cœur, en avant et à gauche, pendant leur systole ; l'introduction du sang dans les cavités, à l'état de diastole ; l'expulsion du sang des cavités, à l'état de systole ; tous ces phénomènes doivent être analogiquement admis comme appartenant véritablement aux mouvements du cœur chez l'homme.

Mais si l'on veut scruter plus profondément les phénomènes dans leur influence sur l'état intérieur des cavités du cœur, et sur le mouvement du sang, et si l'on veut se rendre compte de tout ce qui appartient aux mouvements du cœur chez l'homme, l'observation directe sur les animaux devient ou tout à-fait impuissante, ou insuffisante, et les inductions, propres à éclairer ces questions, doivent être demandées à l'interprétation rationnelle des divers éléments de la structure, et des faits d'observation, soit physiologique, soit pathologique, chez l'homme même.

<hr>

CHAPITRE IV.

Influence des mouvements du cœur, sur la disposition intérieure de ses cavités.

La systole a pour effet nécessaire la diminution des cavités du cœur. On a mis en question, si la diminution est poussée jusqu'à l'effacement. Le fait est certainement possible, et tout porte à croire que, dans l'état normal, il est réel. Ainsi, dans le cœur transparent de la grenouille, du crapaud, de la salamandre, il est facile de reconnaître que l'oreillette et le ventricule se vident complètement de sang [1]. Le même fait peut être constaté de visu, chez le lapin, à propos de l'oreillette et du ventricule du côté droit, au moment où le cœur vient d'être mis à nu. Il est vrai que la systole ne tarde pas à devenir incomplète dans l'oreillette droite, qui cesse de s'effacer et de se vider complètement de sang. Mais la systole

---

[1] ... In lacerto ... in rana et bufone : in quibus omnibus redeuns ex venis unda sanguinis totam aurem una replet, et una, dum in ventriculum transit, tota deserit. (Haller, *Physiol.*, t. I, p. 306.

du ventricule continue beaucoup plus long-temps à vider complètement de sang la cavité ventriculaire droite.

La diastole a pour effet nécessaire l'agrandissement des cavités du cœur. On admet généralement que cette ampliation des cavités pendant la diastole, est quelque chose d'indépendant de la pression du sang. On a dit que l'ampliation se produit même à vide, et de manière à repousser le doigt, et on a conclu de cette dilatation, en quelque sorte active, à une aspiration des colonnes sanguines dans ces cavités, par suite de la formation du vide. Dans mes expériences, je n'ai rien pu constater de pareil. J'ai vu, pendant la diastole des ventricules, le sang se précipiter dans ces cavités, au moment du relâchement de leurs parois, presser, de dedans en dehors, ces parois, et les distendre. Lorsque la circulation au travers du cœur était interrompue, j'ai vu le relâchement des fibres pendant la diastole, amener la mollesse et la flaccidité des parois, qui demeuraient affaissées [1]. Le relâchement des parois du cœur m'a paru être tout simplement la condition d'une dilatation, que réalisent l'introduction et la pression du sang. De là résulte, comme je l'ai déjà établi, la nécessité de déterminer rigoureusement le sens du mot diastole, quand on l'emploie pour désigner, soit le phénomène total, soit ses deux éléments.

L'influence de la systole et de la diastole sur l'état des cavités du cœur, ne se borne pas au simple fait de leur coarctation et de leur ampliation alternatives, ni aux changements correspondants de forme et de situation extérieure, phénomènes qui peuvent être immédiatement constatés et étudiés sur l'animal vivant [2]. Des changements intérieurs se produisent

[1] ...In quiete ut in morte, cor laxum, flaccidum, enervatum et inclinatum quasi jacet... Harvey, loc. cit. p. 27.

[2] In cuniculo vivo postquam cordis mucro fuit abscissus, ejus basis manens, adhuc venis appensa, pulsavit satis diu, atque in ea commodissime aspexi duas illas cavitates, quæ ventriculi cor. dis appellantur, in diastole fieri ampliores et in systole arctiores. *Expérience de Descartes*, citée par De Back. De Corde. p. 242.

dans la forme et les relations des cavités, surtout au point
de vue de leurs communications entre elles et avec les vaisseaux.

Les changements intérieurs, et leur mécanisme dans
ses rapports avec la systole et la diastole, ne peuvent pas
être directement constatés, par l'observation, sur l'animal
vivant. L'introduction du doigt dans ces cavités ouvertes,
chez l'animal vivant, ne pourrait fournir que des données
tout-à-fait insuffisantes ; elle en a certainement fourni d'er-
ronées à Bassuel, qui a cru reconnaître, par ce moyen, que les
radiations tendineuses sont à l'état de relâchement pendant
la systole ventriculaire. La connaissance de ces changements
et de leur mécanisme ne peut être que rationnellement dé-
duite de la connaissance de la structure.

C'est parce que la structure du cœur, sous ce point de
vue, malgré d'immenses et d'admirables travaux, n'a pas
été suffisamment approfondie, que ces changements n'ont pas
été jusqu'ici complètement connus, ni leur mécanisme exactement compris. L'importance de ce mécanisme, d'où dépend essentiellement le passage du sang au travers du cœur,
dans une direction déterminée, justifiera, pour mes lecteurs,
la longueur des détails descriptifs dans lesquels je suis entré,
surtout s'il en ressort pour eux, comme il en est ressorti pour
moi, outre une connaissance plus exacte de la structure du
cœur, l'intelligence du véritable mécanisme de ses valvules.

Le relâchement des fibres musculaires du cœur a pour effet
de mettre ses cavités intérieures dans l'état qui appartient
au cadavre. L'irruption du sang dans ces cavités, et sa
pression sur leurs parois, agissent dans le même sens que le
relâchement des fibres musculaires, pour en assurer et en
augmenter les effets.

Les deux circonstances essentielles de cet état des cavités
intérieures dans la diastole, se rapportent à l'ampliation des
cavités suivant toutes leurs dimensions, et à l'état de leurs
communications. L'ampliation des cavités résulte immédia-

tement du relâchement des fibres musculaires qui constituent les parois.; l'état des communications résulte de l'é-
cartement des colonnes musculaires, au sommet desquelles
s'insèrent les radiations tendineuses des anneaux valvulaires.

Les détails anatomiques dans lesquels je suis entré sur
les effets de l'écartement des colonnes dans les deux cavités
ventriculaires, par rapport à l'établissement d'une communication libre entre les cavités ventriculaires et auriculaires,
et d'un mode de communication spécial entre les deux
chambres de chaque ventricule, donnent une idée exacte
de l'influence exercée par la diastole sur l'état intérieur du
cœur. Je n'ai à ajouter ici, au point de vue des inductions
physiologiques qui peuvent en être immédiatement tirées,
que la mention du rôle qui doit être assigné aux brides
tendineuses, variables dans leur nombre, leur disposition et
leur longueur, qui unissent les colonnes libres, et les faisceaux saillans entre lesquels une anfractuosité notable se
trouve creusée. Evidemment ces tendons sont destinés à limiter l'écartement des faisceaux musculaires, pendant la
diastole, écartement que la pression du sang tendrait à
augmenter au delà des conditions compatibles avec l'intégrité de la fonction mécanique. Les faisceaux musculaires
eux-mêmes, qui ont une direction transversale, qui unissent
les colonnes et qui concourent à former les réseaux,
bien qu'essentiellement destinés à un autre usage et à une
coopération active dans les phénomènes essentiels à la
systole, concourent accessoirement avec les brides tendineuses, par leur résistance, à limiter l'ampliation des cavités
du cœur. C'est ce que prouve le remplacement des colonnes
musculaires par les colonnes tendineuses dans diverses espèces animales, le veau, le cheval, et la fusion de ces deux
éléments dans la colonne musculo-tendineuse du mouton [1].

[1] .... cum propter lateris tenuitatem ab irruente sanguinis tor-
rente..ultra debitum tonum distendi eousque possit, ut fibræ
ejus sese constringere iterum et restituere non valeant....in dex-

La contraction des fibres musculaires a pour effet de mettre les cavités du cœur dans un état diamètralement opposé à celui qui appartient et au cadavre et à la diastole. La pression du sang, qui tend à sortir de ces cavités , agit dans le même sens que la contraction des fibres , pour en assurer les effets.

Les deux circonstances essentielles de l'état des cavités intérieures dans la systole se rapportent au resserrement des cavités, suivant toutes leurs dimensions, jusqu'à l'effacement, et à l'état de leurs communications.

Le resserrement résulte immédiatement de la contraction des fibres musculaires. La disposition des anses musculaires dans les parois des cavités , permet de concevoir facilement la possibilité de leur effacement, et d'en apprécier le mécanisme.

Cette disposition dans le ventricule droit est telle que les fibres musculaires réprésentent, par rapport à chaque portion du canal intérieur dont elles forment les parois, des fibres longitudinales qui le raccourcissent, des fibres annulaires qui le retrécissent. Et de plus, dans leur ensemble, les anses, qui l'embrassent d'arrière en avant et de haut en bas, tendent à effacer toute la cavité par l'application des parois postérieure et antérieure contre la cloison. Les faisceaux intérieurs qui forment ; dans les sinus , des arcades, dans la cavité du sommet , des réseaux , et , à la surface des parois, des fossettes , en se contractant, se rapprochent jusqu'au contact , et effacent ainsi tous les petits espaces qu'ils circonscrivaient à l'état de relâchement.

tro hujusmodi incommoda quò melius præcaveantur, carneus quidam musculus rotundus et satis validus circa mediam ipsius regionem a septo cordis in latus oppositum porrigitur : prout in corde ovino, bovino, aliïsque videre est : in humano autem corde duæ vel tres carneæ hujusmodi fibræ plerumque reperiuntur ; quarum quidem usum, si non adducendo ejus parieti, at saltem ne nimis distrahatur plurimum conducunt. Lower. *Bibl. Manget,* p. 192.

La disposition des anses musculaires dans le ventricule gauche, permet de concevoir, comme effet de leur contraction, le resserrement des parois suivant tous les diamètres de la cavité, jusqu'à son effacement. En effet, ces anses, dans les diverses portions de leur trajet, représentent, par rapport à l'axe de la cavité, des fibres annulaires longitudinales et horizontales, et des fibres annulaires passant d'une direction à l'autre par toutes les directions obliques intermédiaires, de manière, toutefois, à ce que les fibres annulaires transversales prédominent, et à ce que le rétrécissement de la cavité l'emporte sur son raccourcissement. La contraction des fibres disposées autour des ouvertures auriculo-ventriculaires, sous forme de sphincter, a, pour rétrécir ces ouvertures, une influence très réelle, même chez l'homme, bien qu'en raison du développement de l'appareil columnaire des anneaux valvulaires, la principale influence, sur l'occlusion de ces ouvertures, doive être attribuée au rapprochement des colonnes. Que ce rapprochement doive résulter de la contraction des fibres musculaires, c'est ce qui est rendu évident par les détails de la structure musculaire des colonnes et des parois d'où elles sortent. En effet, les colonnes sont unies entre elles par leur base, au moyen de faisceaux musculaires disposés en arcades ou même en traversés, comme dans le ventricule droit. Elles sont de plus continues, par cette même base, avec des fibres musculaires qui ont, dans les parois, une direction transversale. Enfin, elles sont adossées à des parois opposées qui, en se rapprochant, les poussent l'une contre l'autre.

Le rapprochement des colonnes jusqu'au contact, effet de la contraction des fibres musculaires, réalise, dans les ventricules, par rapport aux ouvertures de communication, l'état qui a été décrit dans l'exposé de leur structure, c'est-à-dire qu'il détermine l'occlusion des ouvertures auriculo-ventriculaires, et qu'il modifie l'ouverture de communication des chambres. Mais, de plus, la contraction des fibres musculaires assure l'occlusion des ouvertures auriculo-ventriculaires, effet immédiat de rapprochement des colonnes , d'abord et directement par la tension des radiations intermédiaires , qui résulte du raccourcissement des colonnes , et qui maintient à l'état de rapprochement et de froncement le bord inférieur des anneaux valvulaires ; puis , et accessoirement, par le resserrement du pourtour musculaire , en forme de sphincter , des ouvertures auriculo-ventriculaires , action accessoire qui est plus évidente dans le cœur droit , où le resserrement de l'arcade musculaire supérieure concourt . en outre, à consolider le pli de l'anneau musculaire, vers sa commissure gauche.

Le raccourcissement des colonnes musculaires, au point de vue de la tension des radiations tendineuses pendant la systole, compense l'effet du raccourcissement du ventricule ; et de ce que les colonnes, où s'attachent les radiations tendineuses , sont des colonnes musculaires , il résulte que les radiations tendineuses sont tendues dans les deux états du ventricule , passivement dans la diastole , activement dans la systole. Cette utilité du raccourcissement des colonnes est confirmée par ce qu'on observe dans le cœur des animaux, dont les colonnes libres sont d'autant plus courtes , que leur insertion est plus élevée par rapport au sommet de la cavité.

———

CHAPITRE V.

Influence des mouvements du cœur sur le mouvement du sang et sur la direction de son courant.

La systole a pour effet de projeter le sang hors des cavités du cœur dans lesquelles elle se produit[1]. Cette projection du

---

[1] In ventriculi cavitatem inflicto vulnere, singulis motibus sive pulsationibus cordis, in ipsa tensione, prosilire cum impetu foras contentum sanguinem. Harvey, loc. cit., p. 29.

sang est visible chez les animaux dont le cœur est transparent. La systole représente donc une force de projection qui s'exerce au moyen d'une pression des parois des cavités du cœur sur le sang qu'elles contiennent.

La diastole a pour effet d'admettre le sang dans les cavités du cœur où elle se produit. Elle prépare la réalisation de l'effet de la systole ; car si le sang afflue dans les cavités du cœur, par suite de leur dilatation, en raison du libre espace qui se trouve ainsi ouvert au-devant de l'ondée sanguine, la réplétion des cavités à l'état de diastole par le sang, est surtout déterminée, pour les ventricules, par la systole des oreillettes[1], pour les oreillettes, par la pression des colonnes de sang affluentes. La diastole ne représente donc pas une force. L'aspiration sur le sang qu'on lui attribue, et que l'on semble concevoir comme représentant l'action d'une force, ne représente en réalité qu'un effet. Au moment de la diastole, toute résistance à la pression du sang, cesse du côté de la cavité vide et agrandie. Le sang en mouvement se précipite dans cette cavité. Le défaut de résistance simule, par rapport à l'effet produit, une aspiration. Ce que l'on a dit de la formation du vide dans les cavités, à l'état de diastole, et d'une exhalation de gaz pour remplir ce vide[2], est tout-à-fait imaginaire.

Les effets de la systole et de la diastole, considérés dans chaque cavité du cœur, permettent de concevoir facile-

[1] Sed et præcipue notandum, quod, postquam cessavit cor pulsare, adhuc auricula pulsante, digito super ventriculum cordis posito, singulæ pulsationes percipiantur in ventriculis; eodem plane modo, quo ventriculorum pulsationes in arteriis sentiri antea diximus, à sanguinis impulsu nimirum distentione facta ; et hoc tempore, pulsante solum auricula, si forfice cordis mucronem absecueris, exinde singulis auriculæ pulsationibus sanguinem effluere conspicies : ut hinc pateat quod in ventriculos sanguis ingrediatur, non attractione aut extensione cordis, sed pulsu auricularum immissus. Harvey, loc. cit., p. 39.

[2] Burdach, *Physiol.*, t. VI, p. 283.

ment comment chacune de ces cavités se vide et s'emplit alternativement de sang, et comment une impulsion est communiquée à ce liquide. Mais ces effets se combinent entre eux de manière à ce que le sang passe d'une cavité dans l'autre, suivant une direction déterminée, qui est la direction même du mouvement circulatoire. Cette combinaison d'effets est réalisée par la combinaison rhythmique des mouvements du cœur, et par les changements de disposition et de communication intérieures que réalisent, dans ces cavités, les deux états opposés de systole et de diastole. La structure des cavités du cœur étant bien connue, ce mécanisme est fort simple, et très facile à concevoir dans ses effets.

Le sang qui, par un mouvement continu, afflue des veines caves et des veines pulmonaires dans les oreillettes, se précipite dans leur cavité au moment où leurs parois, subitement relâchées, n'offrent plus de résistance à la pression, et réalisent une des conditions essentielles de la diastole. Les oreillettes se gonflent, se distendent; leurs appendices se redressent, et prennent une position verticale par rapport au plan des orifices auriculo-ventriculaires. Dans cet état, elles laissent voir, par transparence, sur les animaux vivants, la couleur rouge du sang qui les remplit.

C'est alors que commencent les mouvements actifs du cœur, par la systole des oreillettes. Avec la rapidité de l'éclair, les oreillettes se contractent, pressent de toutes parts le sang qu'elles contiennent; le mouvement de resserrement a plus de vigueur, d'intensité dans la région des appendices, qui, en se contractant du sommet à la base, impriment au sang qu'elles chassent une direction de haut en bas. A ce moment, on voit, sur les animaux vivants, les oreillettes pâlir, et les appendices s'effacer en quelque sorte, par suite de leur resserrement rapide, et de leur application brusque contre la base des ventricules.

Au moment de la systole des oreillettes, deux voies, pour s'échapper, sont ouvertes au sang comprimé; les veines caves ou les veines pulmonaires, et les ouvertures auriculo-ventriculaires. Les veines sont dépourvues de valvules, mais elles contiennent des colonnes de sang affluent, qui s'opposent à l'issue du sang de l'oreillette par cette voie, non toutefois sans se laisser refouler, de manière à permettre un reflux. Le resserrement des orifices veineux par la contraction des fibres musculaires qui les entourent, concourt à empêcher ou à modérer ce reflux. Les ouvertures auriculo-ventriculaires sont parfaitement libres. Car, au moment de la systole des oreillettes, les ventricules sont à l'état de relâchement; c'est-à-dire que, par suite de l'écartement des colonnes, les anneaux valvulaires, déployés, constituent des canaux libres dont l'axe, traversant le centre de l'orifice auriculo-ventriculaire, aboutit, en haut, au sommet des appendices auriculaires redressées, en bas, au sommet des cavités ventriculaires.

Le sang est vivement chassé, suivant la direction de cet axe, de la cavité des oreillettes dans les cavités ventriculaires, il les remplit et les distend. Cette distension des ventricules est rendue possible par le fait de l'occlusion des ouvertures pulmonaire et aortique, au moyen de l'abaissement des valvules sigmoïdes que pressent, de haut en bas, les colonnes de sang, contenues dans les vaisseaux artériels. Ces colonnes de sang latéralement pressées par la systole artérielle, tendent à refluer dans les cavités ventriculaires, du côté desquelles l'état de relâchement a fait cesser toute résistance; elles pèsent, sur ces valvules abaissées [1] et devenues une cloison complète, avec une force, que le fait démontre être supérieure, ou, au moins, égale à la pression du sang projeté dans les cavités ventriculaires par la systole des oreillettes.

Immédiatement après que la systole des oreillettes a déterminé la réplétion, avec distension, des cavités ventriculaires,

[1] ...dum sursùm elevatæ et iuvicem conjunctæ triquetram lineam, qualis ab hirundinum morsu relinquitur, effingunt, quò arctius obseratæ sanguinis refluxum arceant. Harvey. loc. citat. p. 157.

la systole des ventricules se produit. Le systole des ventricules réalise instantanément les conditions qui se rattachent au rapprochement des colonnes musculaires ; les canaux, que formaient les anneaux valvulaires déployés, cessent d'exister; les orifices auriculo-ventriculaires, resserrés par la contraction des fibres ventriculaires en forme de sphincter, se trouvent hermétiquement fermés par le rapprochement et le froncement du bord inférieur des anneaux, maintenu fixe et tendu au sommet des colonnes musculaires réunies. Dès-lors les cavités ventriculaires, représentant des canaux dont les axes aboutissent, en haut, au centre des orifices artériels, en bas, au sommet des ventricules, se resserrent de toutes parts ; le sang est projeté de la pointe à la base, avec une force d'impulsion telle, que les valvules sigmoïdes redressées s'appliquent contre les parois artérielles, et que le flot de sang expulsé des ventricules, pénètre brusquement, au-delà des valvules, dans les cavités artérielles, dilatant leurs parois et poussant devant lui leurs colonnes sanguines.

La pression du sang concourt à assurer les dispositions mécaniques qui déterminent la direction de son mouvement. La pression du sang de haut en bas sur la face auriculaire des anneaux, pendant la systole de l'oreillette, favorise le déploiement de ces anneaux, et agit dans le sens de l'écartement des colonnes. La pression du sang de bas en haut, sur la face ventriculaire des anneaux, pendant la systole ventriculaire, favorise l'occlusion des anneaux, et agit dans le sens du rapprochement des colonnes.

Ainsi, des deux côtés du cœur, la systole des oreillettes chasse le sang dans les ventricules, lui imprimant à la fois une impulsion, et une direction dont la condition est le concours du relâchement des ventricules ; puis la systole des ventricules chasse le sang dans les vaisseaux artériels, lui imprimant de nouveau une impulsion, cette fois fort énergique, et aussi une direction déterminée, dont la condition est l'occlusion des orifices auriculo-ventriculaires.

Sous l'influence des mouvements actifs du cœur, exprimant, dans leur manifestation successive, par rapport au rhythme, les deux premiers temps, le sang traverse le cœur, et en sort avec une quantité de mouvement augmentée. Dans le premier temps, le mouvement du sang est un effet composé, dû au concours de la systole auriculaire et de la diastole ventriculaire. Dans le second temps, le mouvement du sang est exclusivement l'effet de la systole ventriculaire.

La diastole, relâchement des fibres musculaires, qui concourt, comme on vient de le voir, à la direction du mouvement du sang pendant le premier temps des battements, a pour effet essentiel de favoriser l'introduction du sang dans les cavités du cœur, effet qui se réalise dans toute sa plénitude, pendant le troisième temps. Pendant la systole ventriculaire, les parois des oreillettes, subitement relâchées, laissent affluer dans leur cavité le sang des vaisseaux veineux; c'est le commencement de la diastole des oreillettes. Mais à peine la contraction des ventricules s'est-elle effectuée, que leur relâchement se produit par une détente si soudaine, qu'on a pu long-temps la considérer comme le résultat d'un mouvement actif. Alors se produisent instantanément les effets du relâchement des fibres ventriculaires, par rapport à la disposition intérieure des cavités; et cette disposition est telle qu'inévitablement le sang doit pénétrer de la cavité des oreillettes dans la cavité des ventricules, par les orifices auriculo-ventriculaires dont l'occlusion a cessé.

Dans ce moment qui correspond au repos du cœur, au troisième temps, il y a relâchement simultané des parois auriculaires et ventriculaires, et écoulement continu du sang des vaisseaux veineux dans les oreillettes, et des oreillettes dans les ventricules. L'introduction du sang dans les deux cavités du cœur simultanément relâchées et communiquant librement, tel est l'effet essentiel de la diastole du cœur.

A peine pendant le repos du cœur, pendant le relâchement simultané des oreillettes et des ventricules, pendant le

troisième temps des battements du cœur., le sang a-t-il
achevé de remplir les oreillettes, tout en pénétrant dans les
ventricules , que le cœur entre en action par la systole auriculaire[1]. La contraction des oreillettes pousse vivement, de
haut en bas, dans le ventricule un flot de sang, qui achève de
remplir les ventricules et les distend de manière à produire
l'état qui exprime le plus haut degré de leur diastole. L'action
du cœur se continue dans le mouvement du second temps ,
qui, par la systole des ventricules, expulse, du cœur dans les
vaisseaux artériels , le sang qu'il a reçu.

Tels sont les effets des mouvements combinés et rhyth-
miques du cœur , par rapport à la progression du sang au
travers de cet organe. Quelques détails sont encore néces-
saires , soit pour éclairer certains points controversés , soit
pour indiquer certaines particularités qui ont dû être négli-
gées dans une description générale.

1° Le reflux du sang des cavités auriculaires dans les vaisseaux veineux doit être, dans les circonstances ordinaires,
assez peu considérable. Car les orifices veineux sont entou-
rés soit par des anneaux musculaires propres , soit par des
portions d'anses musculaires disposées en sphincter ; et la
contraction de ces fibres , pendant la systole auriculaire , doit
rétrécir beaucoup, si non effacer complètement, ces orifices.
L'afflux des colonnes sanguines est en outre un obstacle au
reflux.

Le reflux est favorisé, pour le côté droit du cœur, par
cette circonstance, que le sang, dans sa progression au travers du cœur, passe d'un espace vaste , le système des veines
caves , dans un espace resserré, le système de l'artère pulmo-

---

[1] Primum sese contrahit auricula , et in illa contractione sanguinem contentum, quo abundat, ... in ventriculum cordis con-
jicit ; quo repleto, cor sese erigens continuo omnes nervos tendit ,
contrahit ventriculos , et pulsum facit, quo pulsu immissum ab
auricula sanguinem continenter protudit in arterias... Harvey, loc.
cit. , p. 48.

naire. Une disposition inverse appartient au côté gauche du cœur, que le sang traverse en venant d'un espace étroit, le système des veines pulmonaires, pour se rendre dans un espace vaste, le système de l'aorte. Ce reflux devient très sensible du côté droit, toutes les fois qu'un obstacle au cours facile du sang existe à l'ouverture auriculo-ventriculaire, ou au delà. Le reflux se manifeste alors jusque dans les veines jugulaires, par un mouvement alternatif appréciable, qu'on a appelé *pouls veineux.*

Le reflux du sang, des cavités ventriculaires dans l'oreillette, est beaucoup moins considérable qu'on n'était disposé à l'admettre, quand on n'avait pas une notion complète du véritable mécanisme des anneaux valvulaires. L'occlusion des ouvertures auriculo-ventriculaires est parfaitement exacte, par suite du rapprochement et du froncement du bord inférieur des anneaux, et, partant, il n'y a pas, à proprement parler, de reflux.

La quantité de sang que soulèvent, du côté des cavités auriculaires, les anneaux en se fermant, n'est pas aussi grande qu'on le croyait, quand on concevait l'occlusion des orifices comme se produisant par les valvules des anneaux, passivement redressés à la manière d'une soupape. Le sang, déplacé par le mouvement communiqué aux anneaux, s'échappe en grande partie du côté du ventricule à travers les intervalles des tendons ; et la portion que les anneaux entraînent du côté de l'oreillette, est peu considérable.

Le reflux des cavités artérielles dans les cavités ventriculaires, est fort contestable. Car les valvules sigmoïdes sont placées à l'orifice même de la cavité ventriculaire, et le premier effet de la tendance au reflux est l'abaissement de ces valvules, qui y met obstacle.

2° Le mode de réplétion des cavités ventriculaires diffère à droite et à gauche.

A droite, la portion auriculaire du ventricule est plus spacieuse que la portion pulmonaire. Le canal de l'anneau déployé n'occupe que la portion auriculaire, et le sang qui passe de l'oreillette dans le ventricule, s'introduit, immédiatement et directement, de haut en bas, dans la portion auriculaire, médiatement et latéralement, de droite à gauche et de bas en haut, dans la portion pulmonaire. L'anneau valvulaire, au-dessous de l'arcade gauche duquel le sang passe pour pénétrer de la portion auriculaire dans la portion pulmonaire, est complètement étranger à l'occlusion de l'ouverture artérielle, bien qu'on ait fréquemment admis et enseigné le contraire. La vérité est, que cette portion de l'anneau augmente seulement la hauteur de la cloison supérieure des deux portions de la cavité ventriculaire, en dépassant par en bas le niveau de l'arcade musculaire, contre laquelle cette portion de l'anneau est déployée et appliquée. L'occlusion de l'orifice pulmonaire est exclusivement réalisée par l'abaissement des valvules sigmoïdes.

A gauche, la portion auriculaire du ventricule est moins spacieuse que la portion aortique. Le canal de l'anneau déployé occupe toute la cavité ventriculaire. La portion aortique de l'anneau est appliquée contre le sinus postérieur de la cavité, et concourt là effectivement, bien qu'accessoirement, à l'occlusion de l'orifice aortique. Le sang pénètre immédiatement et directement dans toute la cavité ventriculaire.

3° Le mode d'évacuation du sang, pendant la systole, diffère aussi à droite et à gauche.

A droite, l'anneau valvulaire est appliqué contre la cloison, sa portion pulmonaire s'est éloignée de l'ouverture de communication des deux portions ventriculaires, sans exercer d'influence sur l'état de l'orifice artériel ; le sang, dans son mouvement de la portion auriculaire à la portion pulmonaire, passe au devant des colonnes, des radiations tendineuses, et de l'anneau.

A gauche, l'anneau valvulaire est ramené au centre de la cavité ; sa portion aortique, écartée du sinus aortique, a réellement dégagé l'orifice artériel ; le sang, dans son mouvement de la portion auriculaire à la portion aortique, passe en avant et en arrière des colonnes, de l'anneau, du faisceau de tendons, et entre les intervalles des tendons.

4° La réalité de l'introduction simultanée du sang dans l'oreillette et le ventricule, au moment où les deux cavités sont à l'état de relâchement, et où le cœur entier est à l'état de repos, n'est pas généralement admise. On a même affirmé que le sang ne passe de l'oreillette dans le ventricule que sous l'influence exclusive de la systole auriculaire. Cette question n'est pas sans importance, surtout au point de vue des applications à la pathologie. Si l'on admet que le relâchement du ventricule précède d'un instant, tant court soit-il, la systole de l'oreillette, il est impossible de ne pas admettre à priori que, pendant cet instant, le sang puisse couler de l'oreillette dans le ventricule.

La réalisation du fait se manifeste aux yeux dans les expériences sur les animaux. Il est facile alors de constater que le sang parvient jusque dans le ventricule, indépendamment de la contraction des oreillettes, fait qui a frappé plusieurs expérimentateurs, au point de les conduire à réduire à presque rien le rôle de la systole auriculaire. Cet effet se montre encore d'une manière plus sensible, quand, au moment de l'agonie, les mouvements actifs du cœur venant à cesser, le sang remplit et distend à la fois les oreillettes et les ventricules, et tuméfie démesurément le cœur.

C'est par un effet analogue, que se produisent, dans les cavités du cœur, les stases de sang, qui favorisent la formation des caillots fibrineux pendant la vie. La forme que prennent ces caillots, qui se continuent d'une cavité à l'autre par l'orifice auriculo-ventriculaire, révèle en quelque sorte l'état du cœur au moment de leur développement.

Dans les circonstances ordinaires, et hors de l'état pathologique, la quantité du sang qui s'introduit dans les ventricules, indépendamment de la systole auriculaire, doit être

très peu considérable chez les mammifères et chez l'homme.
Le relâchement, qui succède à la contraction dans les fibres
musculaires des ventricules, fait simplement cesser l'effet du
rapprochement actif des colonnes, c'est-à-dire l'occlusion
des anneaux valvulaires. Le déploiement complet de ces anneaux, effet de l'écartement forcé des colonnes, n'a réellement lieu que sous l'influence de la poussée du sang, chassé
par la systole auriculaire. Les ouvertures auriculaires, par
le fait du relâchement des ventricules, offrent la disposition
qu'on trouve dans le cadavre, où ces ouvertures ont la
forme d'une fente ovalaire, et l'anneau valvulaire, celle d'un
entonnoir. La quantité de sang qui peut parvenir jusque
dans le ventricule, doit être peu considérable, et en raison
de cette disposition, et en raison de la courte durée du relâchement simultané des deux cavités. Cette circonstance
d'un obstacle à l'introduction rapide et abondante du sang
dans le ventricule, est indispensable pour que l'oreillette
puisse se maintenir pleine et même achever de s'emplir précisément dans cet instant. Ce dernier résultat est, au reste,
assuré, s'il arrive dans l'oreillette, par les veines, plus de
sang qu'il n'en passé au même moment dans le ventricule.

L'introduction du sang dans le ventricule avant la systole
auriculaire, doit être encore moins considérable chez les oiseaux, surtout du côté droit, où l'ouverture de communication, même quand la valvule musculaire est relâchée, ne
consiste qu'en une fente fort étroite.

L'effet ne se produit qu'anormalement, et par suite de la
suspension de l'action du cœur, chez les batraciens. Dans les
circonstances ordinaires et dans l'état normal, le rhythme des
mouvements du cœur, chez la grenouille et le crapaud, est
constitué par deux temps. L'alternative des mouvements
d'une cavité à l'autre est absolue; l'oreillette se dilate et
s'emplit, dans le même temps que le ventricule se contracte
et se vide; le ventricule se dilate et s'emplit en une seule
fois, pendant que l'oreillette se contracte. L'orifice de com-

munication, libre de valvule, est fermé par la contraction ventriculaire, pendant que l'oreillette se remplit, et ouvert par le relâchement ventriculaire, pendant que l'oreillette se vide dans le ventricule.

L'expérience de Harvey qui consiste à exciser le ventricule, pour faire apprécier, par le jet de sang qui en sort au moment de la systole auriculaire, l'influence de cette systole sur la diastole ventriculaire, réussit très bien dans le cœur de la grenouille. Appuyée par cet autre témoignage des yeux qui permet de constater la pâleur du ventricule avant la systole de l'oreillette, elle prouve que le sang ne s'introduit dans le ventricule des batraciens que sous l'influence de la systole auriculaire.

Cette expérience réussissant aussi sur les animaux dont le cœur n'est pas transparent, elle prouve également, que la contraction de l'oreillette a, pour usage, de projeter du sang dans le ventricule, et, pour effet, de le remplir et de déterminer la distension de ses parois, ou le mouvement de diastole. Mais elle ne prouve pas que, dans le moment où l'oreillette et le ventricule sont simultanément relâchés, le sang, qui afflue dans l'oreillette, ne puisse pénétrer jusqu'à la cavité du ventricule, et n'y pénètre réellement, en quantité d'autant plus considérable, que la durée du repos du cœur est plus longue[1].

[1] Les expériences, sur lesquelles M. Beau s'est appuyé, dans ses remarquables mémoires,* pour restituer à l'action des oreillettes le rôle qui lui appartient et que Harvey lui avait assigné, ne sont pas concluantes contre la doctrine qui admet la réalité de l'introduction simultanée du sang dans l'oreillette et le ventricule simultanément relâchés. Ces expériences, dans ce qu'elles ont d'essentiel, avaient été déjà faites, soit par Harvey, soit par d'autres physiologistes anciens. On lit dans le *Traité* de De Back, p. 243, le passage suivant, emprunté à Duroy, (*Fundam. physic.*, p. 183):

Si tum temporis cor et arteriæ vulnerentur, ex tumido corde

* Archives de Medecine, 1835.—1839.—1841.

5° On admet généralement que la systole ne vide pas complètement les cavités du cœur. Je crois, au contraire, que, dans l'état normal, les cavités du cœur s'effacent complètement par la systole, et se vident de tout le sang qui s'y était introduit pendant la diastole.

Le fait est rendu manifeste, pour les batraciens, par l'observation directe des mouvements du cœur. Haller a constaté que, dans le poulet couvé, le cœur se vide complètement de sang. Autant qu'il m'a été possible d'en juger par le changement de volume et même par le changement de couleur des cavités du cœur chez le lapin, il m'a paru, qu'au moment où la circulation n'était pas encore notablement troublée, les oreillettes et les ventricules se vidaient complètement de sang dans la systole. Au contraire, lorsque la circulation était notablement troublée, et surtout lorsqu'elle était interrompue, il était facile de reconnaître que, les oreillettes d'abord, et les ventricules ensuite, ne chassaient à chaque systole qu'une partie du sang contenu dans leurs cavités. Ce dernier fait est celui qui a frappé les observateurs. Mais peut-on légitimement conclure des effets produits dans un tel état du cœur à ce qui se passe, quand la circulation s'accomplit régulièrement?

L'existence habituelle d'une certaine quantité de sang caillé dans le cœur de l'homme et des animaux, ne prouve qu'une chose, c'est que, pendant l'agonie et dans les derniers moments de la vie du cœur, cet organe devient incapable de se débarrasser du sang qui s'est introduit, et qui afflue encore dans ses cavités. C'est du côté du cœur où le sang

et dilatatis arteriis, sanguis eodem tempore exsilire conspicitur...

...Quo tempore arteriæ impulsus cessare sentitur, eodem momento videmus latus cordis sternum spectans, concidere, ibique maxime ubi orificio aortæ respondet ; dextrum vero latus et sinistrum, versus dextras sinistrasque costas, collabascit ; mucro recedit a basi, totum que cor, teste sensu tactus, laxum flaccidum et molle evadit. Vulnerato autem corde et arteriis, nihil sanguinis tum temporis ex iis egreditur, et vulnera eorum concidunt.

afflue encore, même après l'expiration, c'est-à-dire dans les cavités droites, que les caillots se rencontrent en plus grande quantité, et le plus constamment. On trouve du sang caillé même dans le cœur des batraciens morts à la suite de l'expérimentation, bien que, pendant l'intégrité des mouvements et de la circulation, on ait pu voir manifestement l'oreillette, et surtout le ventricule, se vider complètement de sang à chaque systole.

Les considérations empruntées à la structure et au mécanisme du cœur militent en faveur de cette doctrine. L'effacement complet des cavités par la contraction des parois est possible, et tout, dans la structure, semble avoir été calculé pour assurer cet effet. Le rapprochement, jusqu'à engrènement, des colonnes musculaires, condition de l'occlusion des orifices auriculo-ventriculaires, est un fait qui se produit certainement dans toute systole normale des ventricules. Ces colonnes tiennent par leur base aux parois opposées des cavités, qui doivent aussi se rapprocher jusqu'au contact. Si les sinus, les fossettes et les anfractuosités, dont les parois des cavités et surtout celles des ventricules sont creusées, ne s'effaçaient pas complètement à chaque systole, de manière à expulser tout le sang qui s'y est introduit pendant la diastole précédente, la stase du sang dans ces cavités entraînerait sa coagulation; et il se formerait, à l'état normal, des caillots fibrineux analogues à ceux dont on trouve ces fossettes et ces anfractuosités remplies, lorsque dans l'état morbide, il y a eu stase du sang dans ces cavités, soit parce que la diastole s'est prolongée, soit parce que la systole a été incomplète. Pourquoi, enfin, le cœur des animaux supérieurs et le cœur de l'homme ne pourraient-ils pas atteindre la fin de leur fonction, se vider de sang, aussi complètement que le cœur de la grenouille et du crapaud? Le perfectionnement du mécanisme dans l'instrument aurait donc pour effet de diminuer sa puissance et sa précision !

CHAPITRE VI.

Influence des mouvements du cœur sur la production du choc ou impulsion du cœur contre la poitrine, et sur la locomotion de cet organe.

La détermination de cette influence est subordonnée a la solution d'une question de fait. A quel moment des mouvements du cœur correspond l'impulsion? Harvey admettait la simultanéité de ces phénomènes, tension du cœur, élévation de sa pointe, battement senti au dehors par le choc de cette pointe contre la poitrine, épaississement des parois et expulsion du sang contenu, par le resserrement des ventricules[1]. Suivant Haller, le sommet du cœur, au moment où il se rapproche de la base, décrit, vers la droite et en avant, un arc de cercle autour de la base légèrement déplacée, (comme l'extrémité d'un rayon autour d'un pivot fixe,) et, au terme de son mouvement, frappe la 5e où la 6e côte d'un coup, qu'on appelle battement. Ainsi le cœur bat en même temps que l'aorte et ses divisions[2]. La coïncidence de la systole des ventricules et du choc du cœur a été, et est encore admise par le plus grand nombre des physiologistes.

Avant Harvey, on pensait généralement que, dans le moment où le cœur frappe la poitrine, et où le battement est

[1] Simul itaque hæc et eodem tempore contingunt, tensio cordis, mucronis erectio, pulsus qui forinsecus sentitur in allisione ejus ad pectus, parietum incrassatio, et contenti sanguinis protrusio cum impetu, a constrictione ventriculorum. Harvey. loc. cit. p. 29.

[2] Non vero figura sola cordis in systole mutatur, sed una situs. Nam mucro cordis in quadrupede, dum ad basin accedit, dextrosum et antrorsum, circa basin parum dimotam, tanquam extremus radius circa firmum cardinem, arcum circuli describit; inque termino sui motus costam quintam sextam-ve, uti varia erit hominis ætas, ictu percutit quem pulsum dicimus. Hinc eodem tempore aorta pulsat, et cor. Haller. loc. cit. p. 393.

senti au dehors, le cœur est distendu dans ses ventricules et se remplit de sang.[1] Scheebare croyait que le cœur frappe la poitrine au moment de la diastole des ventricules, et attribuait à tort cette opinion à Harvey qui, au contraire, l'a combattue. Cette opinion a été reprise par plusieurs modernes. Corrigan et Stockes pensent qu'au moment de la systole des oreillettes, les ventricules gorgés de sang et portés au plus haut degré de la diastole, s'allongent, se portent en avant, et viennent heurter les côtes dont ils s'éloignent subitement par la systole des ventricules. Burdach a vérifié le fait, que M. Beau a aussi constaté dans ses expérimentations. De plus, on a avancé que le battement du cœur n'est pas parfaitement isochrone avec le battement des artères. Divers observateurs, Sœmmering, Steinbuch, Magendie, Burdach, ont constaté que le battement du cœur précède l'autre d'un instant. Stockes a trouvé que la pulsation de la veine jugulaire, qui dépend de la systole de l'oreillette droite, est parfaitement isochrone avec le battement du cœur. De ces observations résulterait, comme fait, la coïncidence du choc du cœur et de la diastole ventriculaire.

Entre ces deux déterminations contradictoires, quelle est la vérité?

La solution de la question au moyen de l'isochronisme est difficile, quand il s'agit de prononcer sur deux mouvements qui ne sont pas absolument instantanés, et qui, s'ils ne sont pas parfaitement isochrones, se succèdent avec une extrême rapidité. La durée totale de la période des mouvements du cœur est à peine d'une seconde. La systole auriculaire et la systole ventriculaire, qui se succèdent immédiatement de manière à presque se confondre sous les yeux de l'observateur, ne durent, en somme, qu'une fraction de seconde. La différence qui permettrait de constater le défaut d'isochronisme pour l'un ou pour l'autre de ces mouvements, porte

____

[1] Harv. loc. cit. p. 30.

sur une durée d'une fraction de fraction de seconde. Par une méthode semblable d'observation, MM. Burdach et Bouillaud, sont arrivés à constater l'isochronisme du choc, l'un avec la systole auriculaire, l'autre avec la systole ventriculaire.

La solution par l'inspection immédiate du cœur ne présente pas moins de difficultés. Car on ne peut bien voir les mouvements du cœur, qu'à la condition d'avoir enlevé, ou, au moins, soulevé les parois thoraciques, c'est-à-dire d'avoir supprimé l'une des conditions essentielles du choc du cœur. Le témoignage de leurs propres yeux a été également invoqué par ceux qui attribuent le choc du cœur contre la poitrine ou à la systole, ou à la diastole ventriculaire.

Faisant habilement profiter une infortune privée à la science, Harvey a vu, (chez l'homme), le cœur s'enfoncer et se dilater pendant la systole artérielle, frapper la poitrine et devenir proéminent, au moment où il se redresse en se contractant[1].

J'ai fait plusieurs expériences sur des lapins vivants, pour tenter de saisir, par les yeux, la coïncidence du choc avec un mouvement déterminé du cœur. Entre autres, j'ai essayé de fenêtrer la paroi thoracique au niveau de la pointe du cœur, afin de réaliser les conditions de l'observation de Harvey. Dans toutes ces expériences, lors même que les cavités pleurales avaient été respectées, le cœur s'est maintenu éloigné des parois, fenêtrées ou non, de manière à ce qu'il m'ait toujours été impossible de constater de visu le moment correspondant au choc du cœur.

Si, renonçant à employer, pour éclairer la question, des éléments d'observation qui peuvent conduire à des données aussi formellement contradictoires, on cherche, dans les mouvements même du cœur, les conditions qui paraissent devoir

---

[1] Sed etiam in homine vidit, prudenter infortunio usus Harveius, in systole arteriæ cor emergere et dilatari, tum vero pectus ferire et prominulum esse, quando sursum erigitur et in se contrahitur. Haller. loc. cit. p. 393.

déterminer le phénomène du choc, l'opinion soutenue par Harvey et par Haller semble immédiatement conforme à la vérité.

En effet, l'observation attentive des battements du cœur, dans les espèces animales chez qui la face postérieure du cœur n'adhère pas au péricarde, dans le crapaud, dans le lapin, permet de reconnaître, avec la plus entière évidence, pendant chaque période, une locomotion de la masse ventriculaire du cœur, qui consiste essentiellement en deux mouvements alternatifs de bascule de la masse des ventricules sur la base du cœur, l'un en haut et en avant, l'autre en bas et en arrière, et qui constitue, pour la pointe du cœur, dans ces deux directions opposées, une sorte d'oscillation. L'oscillation en avant coïncide avec la systole ; l'oscillation en arrière, avec la diastole ventriculaire. La paroi thoracique constituant, par rapport au cœur, un plan antérieur et à peu près parallèle, c'est au terme de l'oscillation en avant, que le cœur doit rencontrer la paroi thoracique et la frapper de sa pointe indurée. Le raccourcissement des ventricules, bien que fort réel pendant leur systole, n'est pas un obstacle à la réalisation d'un choc, qui a sa condition essentielle dans la direction du mouvement.

C'est au terme de l'oscillation en arrière que le cœur doit être le plus éloigné de la paroi thoracique. L'allongement des ventricules, bien que fort réel pendant leur diastole, ne saurait être la condition du choc ; car les ventricules dilatés ont une direction à peu près verticale ; le fait de leur dilatation ne peut déterminer un choc, et la systole de l'oreillette qui, en achevant la diastole, détermine une faible impulsion, l'imprime dans le sens vertical ; or, le choc se fait d'arrière en avant [1].

[1] Dans un cas de palpitations violentes, avec trouble considérable de la circulation, j'ai cru reconnaître deux chocs du cœur, à peine séparés par un intervalle appréciable, et se produisant, l'un contre la poitrine, l'autre à l'épigastre. J'ai attribué le choc

Qu'elle est la cause mécanique de la locomotion oscilla-toire du cœur?

Haller semble admettre avec Sénac et Ferrein, que la pro-jection de la pointe du cœur en avant, pendant la systole ventriculaire, qui produit le choc du cœur, est due à plusieurs causes. D'abord, le sommet du cœur, devant se rapprocher de la base, et étant forcé de se recourber, se recourbe en avant, parceque l'oreillette gauche, située derrière le cœur, distendue en ce moment et appuyée sur la colonne verté-brale, ne peut céder. Puis l'aorte et l'artère pulmonaire se redressent, et, effaçant leur courbure, forcent le cœur à dé-crire un arc de cercle d'autant plus grand, que la partie du cœur est plus éloignée de la base.

Toutefois, Haller soupçonne que la cause du choc du cœur est plus simple, car, chez la grenouille, dont le cœur n'a qu'une oreillette, et dont l'artère unique n'est pas recourbée, et dans le poulet couvé, dont les artères sont très petites, relativement au cœur, le cœur se dresse pourtant sur sa base pendant sa contraction [1]. Le redressement des vaisseaux, et le gonflement de l'oreillette sont réellement sans influence notable sur la projection de la pointe du cœur, puisque, comme l'a vu Hope, le cœur arraché de la poitrine et posé sur une table, redresse encore sa pointe pendant la systole ventriculaire. Reste, comme cause de la projection de la

supérieur à la systole ventriculaire, et, l'inférieur, à la systole auri-culaire. Dans les cas d'hypertrophie des oreillettes, un choc du cœur devrait tendre à se produire dans la région de l'épigastre, un ins-tant avant le soulèvement des côtes. Mais ces deux chocs, si voisins pour l'espace, sont tellement rapprochés pour le temps, qu'ils m'ont paru ordinairement se confondre dans un seul soulèvement.

[1] Aliquanto simpliciorem pulsus in corde causam esse adparet, cum in ranis auriculam unicam et posteriorem habentibus, et unicam, neque curvam, neque adeo se erigentem artériam, inque pullo incubato, cujus arteriæ minimam ad cor rationem habent, tamen perinde cor, dum contrahitur, antrorsum se erigat. Haller. loc. cit. p. 394.

pointe du cœur en avant, la disposition des fibres musculaires qui prennent un point fixe vers la base de cet organe [1].

MM. Pennock et Moore ont avancé que, pendant la systole des ventricules, le cœur exécute un mouvement spiroïde et s'allonge [2]. Cet allongement pourrait expliquer le choc, mais il n'est pas réel. Les ventricules se raccourcissent pendant la systole. L'expérience qui consiste à approcher de la pointe, du cœur un instrument piquant, dont cette pointe s'éloigne pendant la systole ventriculaire, et contre lequel elle vient se blesser pendant la systole, et que Haller invoque [3], est facile à répéter sur le cœur vivant, et parfaitement concluante.

Pour que la pointe du cœur soit mécaniquement projetée en avant et en haut, il suffit que, la base du cœur étant fixée, les anses musculaires, dont la résultante d'action motrice est longitudinale, qui s'attachent à cette base et qui concourent à former la pointe, constituent, dans le plan vers lequel l'inflexion a lieu, une masse plus considérable, et représentent, au moment de la contraction, une force plus grande. C'est ce qui a certainement lieu dans le cœur double des mammifères, par suite de la prédominance de masse des fibres musculaires dans la paroi antérieure du ventricule gauche, et, ce à quoi concourt peut-être l'entrecroisement qui se fait, sur la face antérieure, entre les chefs ascendants et descendants des fibres en 8 de chiffre. C'est ce qui a lieu aussi, au moins en ce qui est relatif à la prédominance de masse, dans le ventri-

---

[1] ...Quare restat tantummodo inquirenda causa mechanica hujus effectus, qui pendere videtur primo ex dispositione fibrarum cordis... Borelli. loc. cit. prop. 53.

[2] *L'Expérience*, n° 273, 1842.

[3] Deinde etiam experimentum Queye repetii, et scalpelli aciem ranæ cordi vicinam opposui. Itá factum est ut in systole quidem recurvus mucro ferrum evitaret, in diastole vero cor extensum se convulneraret. Denique in puero, cui cor extra pectus propendebat, cor in diastole longius, et in systole brevius factum est, perinde ut in bestiis videmus. .Haller. loc. cit. p. 392.

cule unique du crapaud, dont la paroi antérieure est la plus épaisse [1].

CHAPITRE VII.

Influence des mouvements du cœur sur la production de ses bruits normaux.

La condition essentielle de chacun des bruits normaux du cœur, doit être réalisée par un des mouvements de cet organe, et doit consister dans un mouvement de liquides, ou de solides.

Les mouvements normaux qui peuvent être conçus a priori comme susceptibles de produire un bruit, sont : 1° dans les parties solides, la contraction musculaire, le choc du cœur contre la poitrine, la tension brusque et l'entrechoquement des valvules, le choc des membranes valvulaires contre les parois, le choc des parois contre les parois; 2° dans les parties liquides, la collision du sang contre le sang, soit entre courants semblables, comme dans la projection du sang des ventricules aux artères, soit entre courants contraires, comme dans les reflux; 3° dans les parties solides et liquides simultanément, le frottement, le choc du sang en mouvement contre les parties solides, parois ou valvules.

[1] Dès 1649, De Back avait attribué la locomotion du cœur à l'action des fibres musculaires.

Sic constructum, in pericardii sinu pendulum, solum basi seu latiore parte...connectitur; cæterum vero corpus..ubique liberum existit. Hinc fit ut in actione quando cor est, (quæ omnium simul fibrarum contractione peragitur), ad immobile principium liber apex trahatur, sursum elevetur, et tanquam saltum faciens, pectus externe perceptibili pulsu feriat. *Dissert. de corde.* p. 169.

Les mouvements des diverses parties du cœur, conçus a priori comme susceptibles de donner naissance à un bruit, doivent, pour pouvoir être considérés comme la condition réelle des bruits qui se produisent normalement à propos des battements du cœur, satisfaire à plusieurs exigences impliquées par ces bruits et relatives à leur nombre, à leur succession, à leur nature, à leur coïncidence avec tel état déterminé du cœur.

Deux bruits seulement se produisent normalement à propos des battements du cœur. Parmi les conditions signalées, il n'en est donc que deux qui soient aptes à produire les bruits normaux.

Il n'y a que deux bruits normaux du cœur ; les deux bruits ont la plus grande analogie pour leur nature, le premier est plus sourd ; ils se succèdent immédiatement et sont suivis d'un silence ; ils commencent et cessent brusquement ; ils sont à peu près égaux en durée ; la durée du silence, ordinairement égale à la durée de l'un des deux bruits, est variable et en raison inverse de la fréquence des battements du cœur. Parmi les conditions de mouvement signalées, il n'en est donc que deux qui soient aptes à produire les bruits normaux. Ces mouvements doivent être similaires, immédiatement successifs, brusques, à peu près égaux en durée ; ils doivent cesser de se produire pendant une durée d'autant plus grande que les battements du cœur reviennent à des intervalles plus grands.

Quels sont, dans les diverses parties du cœur, les mouvements qui réunissent toutes ces conditions ?

Le choc du cœur contre les parois de la poitrine est simple. La collision du sang contre le sang, pour des courants semblables, ne se produit qu'une fois dans chaque battement, lorsque le sang, chassé des ventricules, choque et pousse devant lui le sang contenu dans les vaisseaux artériels. La collision du sang, pour des courants contraires, dans les reflux qui se font des ventricules aux oreillettes et des artères aux ventricules, est faible et variable comme ces reflux. Ces conditions doivent donc être rejetées du nombre des causes possibles des bruits normaux.

La contraction musculaire se produit deux fois à propos des battements du cœur, et sa succession dans les oreillettes et les ventricules est analogue à la succession des deux bruits. Mais la contraction musculaire est-elle réellement sonore, et surtout est-elle susceptible de produire les bruits du cœur?

Dans la contraction musculaire le raccourcissement est réalisé par le plissement des fibres et le rapprochement des plis formés. La force qui détermine cette inflexion et cette tension des fibres, se déploie avec une énergie variable, qui fait atteindre instantanément à la fibre musculaire un degré quelconque de raccourcissement entre deux limites minimum et maximum, et qui rend ainsi possibles tous les degrés d'action musculaire, intermédiaires aux deux extrêmes. Le déploiement de la force, avec une intensité donnée, est instantané et absolument corrélatif à son effet. Pour que l'effet déterminé persiste, un nouveau déploiement de force est nécessaire, à plus forte raison pour que l'effet déterminé augmente.

La contraction intantanée, à un degré déterminé, représentant un mouvement, la contraction soutenue, et, à plus forte raison, la contraction graduelle représentent une série de mouvements. Cette succession de mouvements instantanés des fibres, se traduit aux yeux dans les faisceaux musculaires par le phénomène de la palpitation, dans les parties solides, auxquelles tiennent les muscles en action, par un frémissement vibratoire, et se laisse quelque fois apprécier dans les muscles, et notamment dans le muscle orbiculaire, par une sensation tactile bien connue.

Elle peut se traduire aussi à l'ouïe par une sensation de bruit dans des circonstances favorables. C'est ainsi que se produisent probablement certains bourdonnements et certains tintements, qui semblent reproduire, dans une sensation auditive, la sensation tactile de la palpitation musculaire. C'est ainsi que se produit certainement le bruissement analogue à un roulement lointain de voitures, désigné sous le nom de bruit rotatoire de la contraction musculaire. Pour que le bruit rotatoire soit perçu à propos de la contraction musculaire, certaines conditions doivent se trouver réalisées. Il faut que cette contraction se produise d'une manière graduelle ou soutenue, et que le muscle en action soit en communication, par une partie solide, avec le conduit auditif, obturé. Au point de vue de l'effet, la production d'un bruit, ces conditions me paraissent se résumer dans la possibilité d'une communication entre le frémissement oscillatoire, et par lui-même insonore, de la contraction musculaire graduelle ou soutenue, les parois élastiques du conduit auditif, et la colonne d'air renfermée dans ce conduit. Les vibrations des parois du conduit et de la colonne d'air contenue, me paraissent être les conditions essentielles de la production du son, à laquelle le frémissement musculaire ne concourt qu'à la manière de l'archet ou du soufflet dans les vibrations sonores des plaques et des tuyaux. Le bruit rotatoire de la contraction musculaire, si différent des bruits du cœur, par sa nature, ne pourrait donc, au point de vue des conditions de sa formation, servir à expliquer ces bruits. Car, certainement les conditions essentielles de la production des bruits du cœur sont dans le cœur lui même, tandis qu'à mon avis, les conditions essentielles de la production du bruit rotatoire sont dans l'oreille.

Le choc des membranes valvulaires contre les parois solides ne peut guères être conçu comme une cause de bruit, qu'à propos des valvules sigmoïdes. Au moment du relâchement des ventricules, les anneaux valvulaires cuspidés sont entraînés avec les colonnes de manière à se déployer et à se rapprocher des parois ventriculaires, de telle sorte qu'au moment de la systole des oreillettes, les conditions d'un choc de l'anneau contre les parois, soient à peine réalisées. Il n'en est pas de même des valvules sigmoïdes ; lorsqu'elles s'ouvrent, sous la pression du sang chassé par la contraction musculaire, c'est par un mouvement brusque et énergique qu'elles sont repoussées jusqu'au contact des parois artérielles. Il y a réellement là les conditions d'un choc de parties solides contre des parties solides ; et l'on peut admettre a priori que ce choc soit une cause de bruit. L'entrechoquement et la tension peuvent être considérés comme des conditions de vibrations sonores, dans les deux espèces de valvules, mais surtout dans les valvules cuspidées. En effet, quand les valvules sigmoïdes se ferment, elles ne s'atteignent que par une très-petite portion de leur étendue, par leur bord libre ; et la pression du sang qu'elles soutiennent et qui détermine leur abaissement et leur tension, bien que commençant brusquement, s'accroit graduellement pendant la durée de la systole artérielle. L'occlusion des anneaux valvulaires instantanément réalisée par une action énergique, la contraction des ventricules et des colonnes, détermine, dans une notable étendue de surface, un entrechoquement des parties opposées des anneaux fortement tendus.

Le choc des parois contre les parois, effet extrême de la contraction musculaire, ne peut se produire, avec une certaine intensité, que dans les ventricules, et encore à la condition de leur vacuité préalable. En effet, dans l'état normal, les ventricules étant pleins au moment où la systole commence, la force, que représente la contraction musculaire, s'épuise dans la propulsion du sang, de manière à ce que le rapprochement des parois, même jusqu'au contact, ne puisse être considéré comme représentant un choc. Ceci n'est pourtant pas applicable au rapprochement des colonnes, qui se produit certainement avec les conditions d'un choc soudain et énergique, surtout dans le ventricule gauche, et qui, dès lors, pourrait être rangé parmi les causes possibles de l'un des bruits du cœur. Mais comme les mouvements du cœur ne réalisent pas une seconde condition de mouvement analogue pour la production de l'autre bruit similaire, on est conduit à rejeter cette cause, au même titre que le choc du cœur contre les parois de la poitrine.

Le frottement, et, surtout, le choc du sang en mouvement contre les parois des cavités, sont certainement des conditions efficaces de vibrations sonores pour les parois de ces cavités, ainsi que le prouvent les bruits artériels. En effet, c'est au moment du choc du sang contre les parois artérielles, qui se traduit par le pouls, que se produit le bruit normal, et que se renforcent les bruits anormaux de la circulation artérielle. L'analogie conduirait à admettre qu'une condition semblable, le choc du sang, produit dans les cavités du cœur un effet analogue, et que le double choc, qui s'y réalise successivement, est la cause du double bruit.

Ainsi, pour résumer cette discussion, c'est dans la tension des valvules sigmoïdes et cuspidées, et dans le choc du sang contre les parois solides, que peuvent être rationnellement cherchées les conditions génératrices des bruits normaux du cœur.

Mais, la détermination précise et rigoureuse des deux conditions qui produisent réellement les deux bruits, présente de grandes difficultés, et est encore aujourd'hui un sujet de dissentiments entre les physiologistes, bien qu'on ait, pour y parvenir, employé avec persévérance et sagacité toutes les methodes d'observation, qui sont au pouvoir de la science.

1° Pour arriver à préciser la cause de chacun des bruits du cœur, on a cherché à déterminer rigoureusement le moment des battements du cœur auquel correspond chacun des deux bruits. On s'est généralement flatté d'atteindre sûrement ce résultat, en rapportant les mouvements et les bruits du cœur à un moment facile à constater, celui où le cœur choque la poitrine. La détermination de l'isochronisme du choc du cœur, avec un de ses mouvements essentiels, est ainsi devenue le point de départ des théories. A cette détermination préalable, ont été le plus souvent subordonnés dans leur valeur, les faits d'observation et d'expérimentation que l'on a invoqués en faveur de chaque théorie.

Tous les observateurs, depuis Laennec, se sont accordés à admettre, que le premier bruit coïncide avec le choc du cœur. Dès lors, le premier bruit doit avoir sa condition dans l'un des mouvements qui accompagnent le choc, et nécessairement l'explication du second bruit doit être cherchée dans les mouvements du cœur qui succèdent au choc. Suivant que l'on a attribué le choc du cœur à la systole, ou à la diastole ventriculaire, on a dû assigner la cause du premier bruit, et, partant, celle du second bruit, à des conditions de mouvement différentes. De là, deux classes de théories.

Dans toutes les théories d'une de ces classes, on admet, comme point de départ des inductions, l'isochronisme du premier bruit, du choc du cœur, et de la systole ventriculaire.

La cause du premier bruit a dû être cherchée dans les mouvements qui se produisent pendant la systole ventriculaire. Le premier bruit a été attribué : 1º A la contraction des fibres musculaires des ventricules, par Laennec, Turner, Despine, Hope, Williams et le comité de Dublin; 2º à la collision du sang et à son frottement contre les parois des ventricules, des orifices et des gros vaisseaux, par Hope, Piorry et le comité de Dublin; 3º à l'irruption du sang dans les artères, par Carlisle; 4º A la tension et à la vibration des valvules cuspidées, par Rouanet, Bouillaud, Hope; 5º au choc des valvules sigmoïdes contre les parois artérielles, par Bouillaud; 6º au choc de la pointe du cœur contre la poitrine, par Magendie.

La cause du second bruit a dû être cherchée dans un des mouvements qui succèdent à la systole, et qui, par conséquent, coïncident avec la diastole des ventricules. Le second bruit a été rapporté : 1º A la contraction des fibres musculaires des oreillettes, par Laennec; 2º à la dilatation des ventricules, par Despine; 3º au choc du cœur retombant sur le péricarde, par Turner ; 4° à la collision du sang qui entre dans les ventricules, par Hope ; 5° à la tension et à la vibration des valvules sigmoïdes, sous l'influence du choc en retour des colonnes sanguines artérielles, par Rouanet, Bouillaud, Carlisle, Hope, C. Williams, le comité de Dublin ; 6° au choc des valvules cuspidées contre les parois ventriculaires, par Bouillaud ; 7.° au choc de la face antérieure du cœur contre la poitrine, par Magendie.

Dans les théories de l'autre classe, on admet comme point de départ l'isochronisme du premier bruit, du choc du cœur, et de la diastole ventriculaire.

La cause du premier bruit est cherchée dans les mouvements qui coïncident avec la diastole ventriculaire. Le premier bruit a été rapporté au choc, contre les parois ventriculaires, du sang lancé par la systole des oreillettes; MM. Corrigan, Pigeaux, Stockes, Burdach, Beau.

Le second bruit, cherché dans les mouvements qui succèdent à la diastole ventriculaire, a été rapporté : 1° à la contraction ventriculaire, par Corrigan ; 2°, au choc du sang contre les parois artérielles, par Pigeaux, Stockes et Burdach; 3° au choc, contre les parois auriculaires, du sang affluent dans les cavités auriculaires au moment de leur diastole, par M. Beau.

2° Les expérimentations entreprises, depuis Haller, pour perfectionner, par l'observation directe, l'histoire des mouvements du cœur, ont introduit dans la science des résultats contradictoires, même sur des questions de fait. Ainsi, par exemple : on a vu les ventricules se raccourcir ou s'allonger pendant leur contraction, la pointe du cœur se projeter en avant pendant la systole ou pendant la diastole ; cette même pointe choquer la paroi pectorale pendant la systole et pendant la diastole des ventricules.

Il est certain que, parmi les observateurs qui ont constaté ces faits, les uns ont vu ce qui est, les autres se sont trompés. La critique détaillée des méthodes employées, des faits constatés, des conséquences déduites par les expérimentateurs modernes, tant nationaux qu'étrangers, n'entre pas dans le plan de cet ouvrage. Naturellement je serais conduit par mes convictions à considérer comme inexacts, les faits qui ne sont pas d'accord avec le résultat de mes propres observations. J'ai cherché à décrire les phénomènes, que j'ai vus, avec autant de clarté que je crois avoir mis de soins et d'attention dans mes observations. Si l'exposition que j'ai faite est conforme à la vérité, et il est facile de s'en assurer, cette exposition renferme implicitement la réfutation des faits contradictoires.

Quant aux bruits du cœur, qui constituent une question toute moderne, et à propos desquels je n'ai pu me faire une conviction aussi arrêtée que sur les autres circonstances des mouvements du cœur, je vais ici brièvement reproduire les principaux résultats de l'expérimentation.

M. Hope, dès 1830, et, depuis cette époque, un grand nombre d'expérimentateurs ont constaté que l'auscultation immédiate du cœur permet de reconnaître très distinctement les deux bruits normaux. Dès lors, le choc du cœur contre la poitrine a dû être mis hors de cause dans la théorie de ces bruits. Dès lors, aussi, il semblait que l'observation immédiate, pouvant saisir avec certitude les moments et les conditions de la formation des bruits, devait promptement et sûrement fournir les bases d'une théorie définitive. Tels ne sont pas pourtant les résultats obtenus.

En effet, l'élément le plus simple du problème, le fait de la coïncidence des bruits et des mouvements, ne se dégage pas même encore des expériences avec tous les caractères de l'évidence.

D'abord il n'y a pas unanimité entre les observateurs.

Stockes a remarqué sur des lapins auxquels il avait ouvert une moitié de la cavité pectorale, que la systole des oreillettes coïncidait avec le premier bruit, et celle des ventricules avec le second [1].

---

[1] Burdach. *Phys.* t. 6, p. 257

Tous les autres expérimentateurs ont conclu le contraire de leurs observations. Ainsi, en ce qui concerne le premier bruit, M. Hope et les médecins qui l'assistaient dans ses expériences de 1830, ont constaté que le premier bruit du cœur est perçu à l'aide du stéthoscope, pendant la contraction du ventricule, « le premier son était entendu pendant « qu'on voyait le ventricule se contracter. » Le docteur Williams et le docteur Hope, dans de nouvelles expériences, ont constaté le même fait. Une des conclusions du comité de la société Britannique de Dublin, 11 août 1835, est celle-ci : « Le premier bruit correspond à la systole ventriculaire, et a la même durée qu'elle. » MM. Pennock et Moore de Philadelphie ont conclu de leurs expériences, que le premier bruit, le choc et la systole ventriculaire, coïncident exactement.

Malgré cet accord de tant d'observateurs sur un même fait, il me semble encore permis de conserver quelques doutes, même en ne tenant aucun compte de ce que Stockes affirme avoir constaté.

L'exposé des expériences du docteur Hope, tel qu'il est traduit dans le journal hebdomadaire[1], contient plusieurs assertions erronnées, et le passage relatif à la coïncidence du premier bruit avec la systole du ventricule ne me paraît pas contenir, au moins dans les termes, les éléments d'une démonstration. « On vit un léger mouvement de contraction, accompagné d'une très faible diminution de volume, commencer dans l'oreillette, et se propager rapidement au ventricule. Il n'était pas assez vîte, cependant, pour ne pas être facilement suivi de l'œil ; et, cependant, il ressemblait davantage à un mouvement continu qu'à deux mouvements consécutifs. On reconnaissait, à la vue et au toucher, que la contraction du ventricule consistait en une secousse énergique et soudaine, accompagnée de la dépression du centre ou corps du ven-

[1] 1834. 4. 2 p. 365 et suiv.

tricule. On entendait, au moyen du stéthoscope, appliqué immédiatement sur l'organe, que cette contraction était accompagnée du premier bruit. On dicta immédiatement cette note que : 1° le premier son était entendu pendant qu'on voyait le ventricule se contracter. Au bout d'un intervalle de temps égal à celui qui sépare le premier et le second bruit du cœur, la contraction fut suivie d'une expansion ou diastole subite, et accompagnée d'un soubresaut qui parut élever le corps du ventricule plus que la contraction précédente. Ce qui fit penser à un de nous, M. Lane, que le battement était dû à la diastole et non à la systole. Cette remarque nous força de suite à répéter toutes nos observations. On reprit le stéthoscope, et il fut plusieurs fois appliqué par M. Field et l'auteur alternativement, chacun comptant, *un*, *deux*, en même temps qu'il percevait, par l'oreille, les bruits et le battement ; tandis que d'autres personnes touchaient le ventricule et observaient de l'œil ses mouvements. Il fut alors prouvé, à la parfaite conviction de M. Lane et de tous ceux qui étaient présents, que le bruit *un*, et le battement senti par l'auscultateur, coïncidaient avec la dépression visible, c'est-à-dire la contraction du ventricule et le battement senti par la main. On dicta par conséquent que : 2° quand l'action du cœur était ralentie, et était affaiblie, on voyait, on entendait, et on sentait simultanément le bruit de la systole ventriculaire et le battement. On avait unanimement reconnu, dès le commencement de l'expérience, que le ventricule ne se contractait jamais complétement, quoiqu'il eût alors beaucoup de force. On dit donc : 3° que le ventricule ne se contractait jamais complétement ; 4° qu'il paraissait plein pendant les intervalles de repos, c'est-à-dire depuis la fin de la diastole jusqu'au commencement de la systole.... 2ᵉ *note de la 2ᵉ expérience.* Tandis que l'oreille était appuyée sur le stéthoscope appliqué au milieu du ventricule, l'auscultateur sentait l'impulsion correspondre avec la systole, quoique le corps du ventricule parut s'éloigner au moment du choc... »

Certes, tout cela n'est rien moins que clair et incontestable , et l'on conçoit facilement qu'on ait dû recourir à de nouvelles expérimentations , ce que M. Hope lui-même n'a pas cru inutile.

La cinquième conclusion des expériences que M. E. Williams a faites avec la même solennité que M. Hope, et avec son concours , est celle-ci : « A chaque contraction du cœur , on sentait, avec le doigt , la tension brusque et l'allongement des ventricules, et comme un choc bref, avec lequel le premier bruit coïncidait exactement. [1] » De deux choses l'une ; ou les observateurs se sont trompés en croyant voir les ventricules s'allonger pendant leur contraction, ou les observateurs se sont trompés en prenant la diastole pour la systole.

Dans ce que MM. Barth et Roger ont cité des expériences du comité de Dublin , il n'est pas fait mention de tentatives réalisées pour constater directement la coïncidence du premier bruit avec la systole ventriculaire, sur le cœur régulièrement traversé par le sang en circulation. La huitième expérience contient ce qui suit: « Sur un veau qu'on venait d'abattre , le cœur fut immédiatement extrait de la poitrine et placé sur une table. On appliqua le stéthoscope sur les ventricules, pendant qu'ils se contractaient encore, et, à chaque systole , on entendit un bruit semblable au premier bruit du cœur ; on ne percevait pas de second bruit. » Cette expérience ne prouverait absolument qu'une chose , c'est qu'il se produit un bruit pendant la contraction des ventricules , sans le concours du sang en mouvement. Mais ce bruit , est-ce le premier bruit normal du cœur ? Voilà ce que l'expérience ne prouve en aucune sorte.

MM. Pennock et Moore ont répété, à Philadelphie, les expériences des physiologistes anglais, et les résultats qu'ils ont obtenus me paraissent encore moins satisfaisants. Les deux premières conclusions de MM. Pennock et Moore (*Expérience* ,

---

[1] *Traité pratique d'auscultation*, par Barth et Roger, p. 279.

loc. cit.,) sont ainsi conçues : « 1° Le choc du cœur coïncide avec la contraction des ventricules, dont il est le résultat. Ce choc, ressenti à l'extérieur, est occasionné par la pointe du cœur, qui vient frapper le thorax ; 2.° l'expulsion du sang hors des ventricules est produite par le resserrement des parois latérales du cœur, et non par une contraction qui rapprocherait le sommet de la base. Pendant la systole, le cœur exécute un mouvement spiroïde et s'allonge. » Ils ont constaté cet allongement des ventricules pendant leur systole, chez le cheval, le bélier, la brebis, le veau, et ils l'ont évalué à un quart de pouce sur un cœur de brebis et sur un cœur de veau. Ils ont vu, sur le cœur de cheval, la systole de l'oreillette suivre la systole du ventricule, obs. 9 ; et, sur le cœur de veau, précisément le contraire, obs. 15. La 7e conclusion est ainsi conçue : « Le premier bruit, le choc, et la systole ventriculaire, coïncident exactement. Ce bruit paraît dû à la combinaison des causes suivantes : 1° la contraction des oreillettes ; 2° le claquement des valvules auriculo-ventriculaires ; 3° la projection du sang contre les parois des ventricules, et le bruit de la contraction musculaire elle-même. » Quelle valeur accorder à de tels faits, et surtout à de telles conclusions !

Le principal résultat des expériences, la coïncidence du premier bruit avec la systole ventriculaire, n'est donc pas aussi solidement établi qu'on aurait pu le croire, en face des conclusions formulées par les expérimentateurs. D'autres résultats ont été encore obtenus par eux avec un certain accord, et méritent d'être pris en considération ; bien qu'ils ne soient pas tous à l'abri de toute contestation, et qu'ils n'aient pas, surtout pour éclairer la question des bruits normaux du cœur, toute la valeur qui leur a été attribuée. Ces résultats sur lesquels s'accordent MM. Hope, Williams, Pennock et Moore, et le comité de Dublin, sont les suivants.

Le premier bruit s'entend avec une force égale sur tous les points du ventricule. Le deuxième bruit est perçu plus distinctement près de l'origine des grosses artères.

On a supprimé le deuxième bruit, en comprimant fortement l'origine des artères, en incisant l'oreillette gauche et détruisant partiellement la valvule mitrale, en gênant ou empêchant le jeu des valvules sigmoïdes, fixées contre les parois artérielles par des crochets.

Le premier bruit a continué de se faire entendre, quand on pressait avec le doigt sur les oreillettes, de manière à les repousser dans les orifices auriculo-ventriculaires ; après l'incision des oreillettes et la destruction partielle des valvules mitrale et tricuspide ; après l'ablation des artères aorte et pulmonaire ; après l'introduction du doigt dans le ventricule gauche, le ventricule droit étant comprimé ; après l'introduction du doigt dans le ventricule droit ; après l'extraction du cœur, et le cœur étant posé sur une table.

Quant à l'exactitude des faits observés, je ne puis la contester positivement, mais je peux affirmer que, le tic-tac, si nettement perçu, par l'auscultation médiate du cœur, chez le lapin, a complètement cessé d'être perceptible pour moi, toutes les fois que j'ai appliqué le stéthoscope sur le cœur mis à nu, au moment où, ses mouvements continuant encore à se produire, la circulation du sang au travers des cavités avait cessé. Et je peux affirmer aussi que le stéthoscope, appliqué sur le cœur du lapin, extrait de la poitrine, posé sur une table, et se contractant encore avec assez de force pour donner à l'oreille la sensation très nette d'un soulèvement, ne m'a permis de percevoir aucun bruit. Quant aux faits en eux-mêmes, ils ne sont exclusivement concluants en faveur d'aucune des théories proposées, et les expérimentateurs semblent en avoir eu eux-mêmes cette opinion, puisqu'en partant de ces faits, ils n'ont pas assigné moins de deux, ou même de trois causes, à la production du premier bruit.

3° L'observation a prouvé que les maladies du cœur peuvent avoir pour effets, l'altération des bruits normaux du cœur, et la génération de bruits accidentels. Les altérations des bruits normaux , nécessairement corrélatives aux modifications morbides des parties qui engendrent naturellement ces bruits , auraient dû , par suite de ce rapport nécessaire , jeter beaucoup de lumière sur la théorie des bruits normaux du cœur. Mais les altérations simples des bruits normaux sont réellement ou très rares , ou très peu caractéristiques dans les maladies du cœur ; et la production des bruits accidentels, qui se mêlent aux bruits normaux , ou qui les masquent, introduit dans la question un élément nouveau , et, partant, la complique et l'obscurcit.

Les deux théories des bruits du cœur , fondées sur l'isochronisme du choc du cœur et du premier bruit avec la systole ou avec la diastole ventriculaires, semblent se trouver également justifiées par l'observation pathologique , si l'on s'en rapporte à l'interprétation des faits , qui est trouvée favorable à la première théorie par M. Bouillaud , favorable à la seconde par MM. Beau et Valleix. Cette facilité avec laquelle les observations se concilient avec des théories opposées , me parait tenir à ce que l'élément peu sûr de l'isochonisme se retrouve à la fois et dans les observations et dans les théories , comme cause d'erreur.

Dans l'une et l'autre théorie, les bruits accidentels sont attribués au frottement du sang, lors de son passage au travers des ouvertures de communication , soit contre ces ouvertures retrécies , soit contre les soupapes diversement altérées ; et les faits pathologiques témoignent réellement de la coïncidence , à peu près constante , de ces altérations de la structure avec la manifestation des bruits accidentels.

Quant aux bruits normaux qui , dans l'une de ces théories, sont attribués au choc du sang contre les parois des cavités , et, dans l'autre, au claquement des soupapes rapprochées et tendues , les faits pathologiques paraissent s'accommoder, avec une facilité presque égale , à une double interprétation. Toutefois l'influence , qu'exercent l'épaississement des parois

du cœur et le rétrécissement de ses cavités, pour diminuer
l'intensité et la clarté des bruits normaux, l'amincissement
de ces parois et l'agrandissement de ses cavités, pour augmenter l'intensité et l'éclat de ces bruits, s'explique plus
facilement dans la théorie qui attribue la production du bruit
au choc du sang, au moins en ce qui concerne le premier
bruit. Dans cette théorie, s'expliquent plus facilement aussi,
l'association des bruits accidentels de frottement au bruit
normal du choc, et la substitution du bruit accidentel au
bruit normal. Enfin il semble logique d'admettre, pour la
formation des bruits normaux et accidentels du cœur, une
condition similaire, d'autant mieux que l'observation des
bruits artériels prouve, non seulement que le mouvement
du sang est apte à déterminer des vibrations sonores dans
les parois entre lesquelles il se meut, mais encore qu'il peut
déterminer ces vibrations de deux manières et sous deux
formes différentes : par le choc, et sous la forme d'un bruit
de claquement sourd, dans le bruit artériel normal; par le
frottement, et sous la forme de bruits de soufflet et de ron-
flement, dans les bruits artériels accidentels.

4° Toutes les méthodes d'observation, auxquelles la physiologie a eu recours pour éclairer la question des bruits du
cœur, n'ont encore conduit qu'à des résultats contradictoires. La considération de l'isochronisme, introduite comme
point de départ dans la théorie des bruits du cœur, me parait avoir été la principale cause de ces divergences dans
l'appréciation des faits, qui, eux, sont immuables. En effet,
l'isochronisme est un élément d'une détermination très difficile, quand il s'agit de l'appliquer à des phénomènes, dont
l'observation simultanée exige le concours de plusieurs sens
ou de plusieurs individus, et dont la manifestation successive
est limitée par une durée plus courte qu'une seconde. Aussi
a-t-on pu soutenir que le choc du cœur est isochrone ou
non à la pulsation artérielle. A la vérité on est tombé
d'accord sur la coïncidence du premier bruit et du choc du

cœur. Mais l'isochronisme parfait de ces deux phénomènes est il bien à l'abri de toute contestation?

L'observation immédiate qui a sanctionné des faits contradictoires : la coïncidence du choc du cœur, soit avec la systole, soit avec la diastole des ventricules, et qui a introduit, dans les faits constatés, des données incompatibles : la coïncidence de la systole et de l'allongement des ventricules, n'a pas, jusqu'alors, mieux éclairé la question des bruits normaux.

Enfin, les faits recueillies par l'observation pathologique manquent, en ce qui concerne les bruits normaux, des caractères absolus et exclusifs, qui, seuls, permettraient de les invoquer comme des arguments décisifs.

A défaut d'une démonstration expérimentale, que tant d'efforts n'ont pu encore solidement établir, et, en face de faits contradictoires et inconciliables, il me semble permis de demander au raisonnement une solution provisoire du problême.

Il y a entre les mouvements et les bruits du cœur une harmonie de rhythme, vraiment remarquable, qui semble susceptible de fournir des données plus certaines que celles qui ont servi de bases aux diverses théories des bruits du cœur. Pour s'assurer de la réalité de cet accord dans le rhythme des mouvements et des bruits du cœur, il suffit de rapprocher les faits des deux ordres.

Rhythme des mouvements du cœur chez l'homme.

1er temps. Systole des oreillettes pleines, coïncidant avec la fin de la diastole des ventricules.

2e temps. Systole des ventricules pleins, coïncidant avec le commencement de la diastole des oreillettes.

3e temps. Repos du cœur, coïncidant avec l'achèvement de la diastole des oreillettes, et avec le commencement de la diastole des ventricules.

Durée relative des trois temps ; très approximativement égale.

Entre les deux premiers temps, un intervalle inappréciable.

Durée du troisième temps variable, et en raison inverse de la fréquence des battements périodiques.

Rhythme des bruits du cœur.

1er bruit : sourd, profond, inférieur.

2e bruit : clair, superficiel, supérieur.

Silence.

Durée relative des deux bruits et du silence, très approximativement égale.

Entre les deux premiers bruits, un silence inappréciable.

Durée du silence variable, et en raison inverse de la fréquence des battements périodiques.

Si cette concordance rhythmique des mouvements et des bruits, du repos et du silence, pouvait être considérée comme un motif suffisant, pour rattacher, dans un double rapport de coïncidence et de causalité, les bruits et les mouvements, le silence et le repos, voici ce qui en résulterait.

Le Rhythme commun des mouvements et des bruits, entraînant une simultanéité nécessaire de phénomènes, serait le suivant :

1er temps, 1er bruit, systole auriculaire, propulsion du sang dans les ventricules, achèvement de la diastole ventriculaire, application des valvules cuspidées contre les parois ventriculaires, abaissement des valvules sigmoïdes sous la pression du sang des vaisseaux, systole artérielle, pouls veineux actif ;

2e temps, 2e bruit, systole ventriculaire, propulsion du sang dans les vaisseaux, application des valvules sigmoïdes contre les parois artérielles, diastole artérielle ; rapprochement jusqu'au contact des colonnes musculaires avec occlusion et tension des anneaux valvulaires, commencement de la diastole auriculaire ;

3ᵉ temps, silence, repos du cœur, diastole s'achevant dans les oreillettes, commençant dans les ventricules, sang affluent dans les oreillettes et jusque dans les ventricules, point de propulsion de sang, point de mouvement de valvules, systole artérielle.

La cause des bruits normaux du cœur devrait être cherchée dans les temps correspondants aux mouvements, et la condition efficace des deux bruits normaux pourrait être trouvée, conformément aux exigences précédemment exposées, dans un choc de liquides[1], c'est-à-dire, pour le premier bruit, dans le choc du sang contre les parois ventriculaires; pour le second bruit, dans le choc du sang contre les parois artérielles.

Cette théorie des bruits normaux du cœur, fondée sur l'harmonie de rhythme entre les mouvements et les bruits, serait en parfaite conformité avec l'opinion qui admet la coïncidence du choc du cœur et de la diastole ventriculaire. Pour qu'elle pût se concilier avec l'opinion qui affirme la coïncidence du choc du cœur et de la systole ventriculaire, il suffirait que l'isochronisme du premier bruit et du choc du cœur ne fût pas parfait, et que le premier bruit précédât le choc du cœur de la durée représentée par l'intervalle qui sépare la systole de l'oreillette de la systole du ventricule, intervalle à peine appréciable. L'observation pathologique ne lui est pas

---

[1] L'intensité des bruits du cœur chez le lapin semble interdire la possibilité de rattacher ces bruits, comme effets, au jeu des anneaux valvulaires, qui sont constitués par des membranes très minces, dont les muscles tenseurs sont très faibles, au moins du côté droit, et dont les valvules ne parcourent, dans leurs mouvements, qu'un champ très limité.

Les bruits du cœur chez le dindon, d'après mon observation, et chez le coq, d'après l'observation de M. Bouillaud, n'offrent, ni par rapport à leur intensité, ni par rapport à leur rhythme, les différences que sembleraient devoir motiver l'absence d'anneau valvulaire dans le cœur droit, et la disposition toute spéciale des valvules dans le cœur gauche.

contraire ; car il est à peu près incontestable que les bruits anormaux sont produits par une condition spéciale , le frottement du sang contre les orifices et les soupapes , altérés dans leur structure. Les faits relatifs aux bruits accidentels ne seraient, dès lors, en aucune façon , décisifs dans la question des bruits normaux , et , d'ailleurs , ces faits ont été trouvés compatibles avec deux théories contraires , celle de M. Rouanet et celle de M. Beau , qui rapportent le premier bruit , l'une à la systole des ventricules , l'autre à la systole des oreillettes. Il est vrai que les conclusions des expérimentateurs anglais et américains sont en opposition formelle avec cette théorie. Mais les données expérimentales d'où ces conclusions ont été tirées , impliquent une contradiction qui leur ôte toute valeur scientifique , en ce qui touche le premier bruit, trouvé, par impossible, isochrone et à la contraction et à l'allongement des ventricules.

APPENDICE.

RECHERCHES D'ANATOMIE COMPARÉE.

L'étude des mouvements du cœur sur l'animal vivant a
motivé les détails dans lesquels je suis entré, relativement à
la structure du cœur chez les animaux que j'ai choisis pour
sujets de mes expérimentations. J'ai pensé qu'il ne serait
pas sans quelque utilité de chercher à compléter dans cet ouvrage, autant que le comporte sa nature, les données d'après
lesquelles on peut se faire une idée générale des principales
formes de l'organe central de la circulation dans la série des
animaux vertébrés. Il m'a semblé que ce but pourrait être
suffisamment atteint, si j'ajoutais à la description du cœur
de la grenouille et du lapin, celle du cœur de l'anguille et du
dindon, de manière à déterminer un type de structure du
cœur pour chacune des quatre grandes classes d'animaux vertébrés. En comparant ces types entre eux et avec le type
humain, il devient facile d'acquérir immédiatement des
notions exactes sur les différences essentielles que présente
le cœur chez les reptiles, les poissons, les oiseaux, les mammifères et l'homme. Je n'ai pas cru nécessaire de faire res-
sortir ces différences, dont l'indication se trouve dans tous
les traités d'anatomie et de physiologie comparées. Je me
suis borné à exposer quelques vues générales sur le volume
et la forme du cœur, et à publier, à l'appui de ces vues,
quelques recherches qui me sont propres.

Enfin, avec la double intention de donner un aperçu

des principales modifications que l'âge apporte dans la conformation du cœur, et d'ajouter quelques faits à ceux que les archives de la science contiennent relativement au développement du cœur de l'homme, j'ai terminé ces recherches anatomiques par la description succincte de deux cœurs de fœtus.

---

§ 1. — *Description du cœur de l'anguille.*

Conformation extérieure.

La masse du cœur se compose de trois parties, le bulbe artériel, le ventricule et l'oreillette.

Le bulbe artériel, qui a la forme d'un baril, occupe la région supérieure et moyenne, et s'élève verticalement au-dessus de la base du ventricule.

Le ventricule se prolonge au-devant du bulbe artériel par une appendice unguiforme, dont la face antérieure convexe se continue avec la face antérieure du ventricule, dont la face postérieure concave embrasse la partie antérieure du bulbe. Cette appendice est, en bas, séparée du bulbe par un sillon transversal. La paroi antérieure du ventricule, plus longue que la postérieure de toute la longueur de l'appendice, s'élargit de haut en bas jusqu'au niveau de son quart inférieur, où elle se rétrécit, pour se terminer par un sommet arrondi, ce qui donne au ventricule la forme d'une massue. Le bord droit et le bord gauche, qui s'écartent l'un de l'autre jusqu'au niveau de la partie la plus large du ventricule, se coudent à angle très obtus, pour se rejoindre au sommet. La paroi postérieure a la forme en cœur ; elle est plus courte que l'antérieure, et bombée vers le sommet près du coude du bord gauche. Elle se termine, en haut, à un sillon transversal, qui la sépare du sinus de l'oreillette.

L'oreillette, née au niveau du bord supérieur de la paroi postérieure du ventricule, derrière le bulbe artériel, par un sinus cylindrique, se développe au pourtour de ce sinus à la manière du chapeau d'un champignon autour de son pédicule. La périphérie du chapeau, que représente l'oreillette, est profondément divisée en plusieurs points, et se décompose en plusieurs appendices, qui se recouvrent un peu les unes les autres par leurs bords amincis.

L'oreillette embrasse et étreint par sa face antérieure concave, en haut le bulbe et l'appendice ventriculaire, en bas la moitié gauche de la face postérieure du ventricule, de manière à recouvrir ses côtés en s'avançant jusque sur sa face antérieure.

Un sillon transversal sépare la portion supérieure de l'oreillette, du bulbe artériel au niveau du sinus auriculaire. La paroi postérieure de l'oreillette est convexe et interrompue, dans sa partie moyenne, par l'adhérence circulaire du sinus au péricarde.

De petits cordages unissent les diverses parties du cœur entre elles, et avec le péricarde. Parmi ces cordages, il en est qui ne sont autre chose que des vaisseaux veineux. C'est ainsi que, parmi les petits cordages qui unissent les bords du ventricule au péricarde, se trouvent des vaisseaux sanguins qui se continuent avec les veines de la surface ventriculaire. J'ai positivement constaté le fait pour les cordages du côté droit. Le bulbe artériel, l'oreillette et le ventricule, se trouvent ainsi fixés au péricarde, et entre eux, de manière à ce que leur déplacement réciproque soit très limité. Et, en outre, quelques-uns de ces liens établissent des communications vasculaires entre le cœur et le péricarde. Haller et plusieurs autres anatomistes [1] avaient signalé ce fait que Meckel a méconnu [2].

[1] ... Simile aliquid in nonnullis animalibus natura fecit maxime animalibus frigidi sanguinis : ut in anguilla, quo in pisce ipse eam fabricam vidi, in testudine, et in limace et vermium genere. His enim animalibus omnino vascula, ut in meis experimentis, pericardium cum corde uniunt, ut nullo modo cor nudare queas, quin magna copia sanguis effundatur... Haller, loc. cit., p. 287.

[2] Meckel, *Anat. comp.*, t. IX, p. 237—297.

Conformation intérieure.

Le sinus de l'oreillette a la forme d'un cylindre. Il aboutit, en avant et en haut, dans la cavité de l'oreillette, au niveau de l'orifice auriculo-ventriculaire qui est circulaire, et dont le pourtour inférieur se continue avec le bord inférieur du sinus. Le sinus s'évase en arrière et en bas; et, dans sa portion élargie, au niveau du péricarde, s'ouvrent quatre orifices veineux : un plus grand qui perce le péricarde de bas en haut; un moins grand, situé à droite, qui perce le péricarde d'avant en arrière; deux autres encore plus petits, situés en haut, à droite et à gauche, embouchures de deux canaux qui montent en divergeant, d'abord creusés dans l'épaisseur du péricarde, puis s'en isolant sous forme de vaisseau libre après un trajet de plusieurs millimètres.

La cavité de l'oreillette est traversée en divers sens par des brides qui la partagent en plusieurs loges incomplètes De ses parois se détachent des colonnes musculaires qui, généralement, forment des arcades attachées par un de leurs piliers au pourtour de l'orifice auriculo-ventriculaire. Ces arcades déterminent, au niveau du sinus et de l'orifice auriculo-ventriculaire, comme une cavité centrale, confluent dans lequel s'ouvrent, entre ces arcades, les loges périphériques.

La cavité du ventricule, de forme ovoïde, se termine, en bas par une impasse arrondie, en haut, dans l'appendice, par une impasse angulaire très étroite. Immédiatement au-dessous de l'appendice et en arrière, existe dans un plan horizontal l'orifice bulbo-ventriculaire, circulaire, d'un diamètre plus étroit que la cavité bulbaire, muni de deux valvules sigmoïdes bien prononcées, situées à droite et à gauche. A une petite distance au-dessous de cet orifice, et dans un plan vertical, au niveau de l'échancrure de la paroi postérieure du ventricule, est percé l'orifice auriculo-ventriculaire, ouverture arrondie, au pourtour de laquelle s'attachent, en haut et en bas, deux replis membraneux semilunaires, dont le bord libre correspond à la cavité ventriculaire. La surface du ventricule offre des colonnes musculaires longitudinales, transversalement unies par des faisceaux plus petits, de manière à former des sillons et des fossettes. La paroi antérieure a plus d'épaisseur que la postérieure. Elle parait comme spongieuse.

La cavité bulbaire, renflée dans sa partie moyenne, a des parois blanches beaucoup moins épaisses que celles des ventricules, et beaucoup plus épaisses que celles de l'artère. Au-dessus des valvules, elle offre des saillies longitudinales qui s'arrêtent aux trois quarts de sa hauteur, et entre lesquelles existent des sillons. Elle est lisse dans sa partie supérieure qui se rétrécit rapidement pour donner naissance à l'artère par une embouchure plus petite que l'orifice bulbo-ventriculaire.

§ 2. — *Description du cœur du dindon.*

Conformation extérieure.

Le cœur du dindon a la forme d'un cône à sommet aigu, à surface antérieure bombée, à surface postérieure plane. Le bord droit est plus court que le gauche. Une ligne menée du sommet à la base par la face antérieure passerait en haut au milieu de l'orifice pulmonaire. L'artère pulmonaire occupe en avant le milieu de la base; l'aorte est située à sa droite, et un peu en arrière. Les deux oreillettes, continues en arrière, sont séparées en avant par les deux vaisseaux artériels placés l'un à côté de l'autre, l'aorte à droite, l'artère pulmonaire

à gauche. L'aorte se divise en trois branches, l'artère pulmonaire en deux. Le sillon circulaire est peu profond ; il
offre en arrière une échancrure en cœur. Les sillons interventriculaires sont à peine indiqués.

Les appendices auriculaires sont très peu développées.
L'appendice conoïdale du ventricule droit est très courte.

Conformation intérieure.

L'oreillette droite, située plus en arrière qu'à droite, offre
à l'intérieur et en bas, l'ouverture auriculo-ventriculaire,
fente semilunaire à concavité tournée vers la gauche, percée
entre la paroi ventriculaire libre, concave, et la paroi de la
cloison, convexe, un peu au-dessous de l'angle droit du ventricule gauche. La saillie de cet angle au-dedans de la cavité
auriculaire, y forme, à gauche et en arrière de l'orifice, dans
une étendue assez considérable, un plancher incliné de cet
orifice à la fosse ovale.

La veine cave supérieure s'ouvre, comme chez l'homme,
au sommet du bord droit de l'oreillette. Son embouchure est
libre de valvules, et donne naissance à des faisceaux musculaires, qui, sous forme de colonnes saillantes volumineuses,
se rendent à une bande musculaire lisse, qui borde l'ouverture
auriculo-ventriculaire au niveau de sa lèvre droite et de ses
commissures antérieure et postérieure.

La veine cave postérieure s'ouvre, comme chez l'homme,
dans la paroi postérieure de l'oreillette. Son orifice, plus
grand du double que celui de la veine cave supérieure, est
muni de deux valvules, une à gauche, une à droite. La valvule gauche, semilunaire, née de la base du pilier postérieur
de la fosse ovale, monte le long du bord gauche de l'orifice veineux, longe le haut de la fosse ovale, atteint l'embouchure de la veine cave supérieure, et redescend jusqu'au
dessous de cette embouchure près de la paroi antérieure de

l'oreillette. Cette valvule forme ainsi, au-dessus et au-devant de la fosse ovale, une arcade à concavité inférieure, tendue de l'embouchure d'une veine à l'autre. La valvule droite est constituée par un repli, sous forme de bande mince et étroite, qui simule une colonne musculaire, et qui, en contournant l'orifice, rejoint, en bas et à gauche, la base du pilier posté-rieur de la fosse ovale.

La fosse ovale, très profonde, est située à gauche et en arrière au-dessus du plancher de l'oreillette, derrière l'ar-cade formée par la valvule semilunaire gauche de la veine cave postérieure. Elle est limitée, en arrière par un pilier musculaire volumineux, à la base duquel s'attache la corne postérieure de cette valvule, en avant par un pilier muscu-laire plus petit, au sommet duquel s'attache la corne anté-rieure de la valvule. Le pilier postérieur se contourne en crosse par son sommet, de manière à rejoindre une saillie musculaire qui longe d'arrière en avant le haut de la cloison interauriculaire, et qui atteint en avant le sommet du pilier antérieur. Au-dessous de cette traverse et à la suite du pilier, de petites colonnes musculaires, faisant partie de la paroi antérieure de l'oreillette, tapissent de haut en bas la cavité de la fosse ovale, jusqu'à la portion antérieure de la valvule interauriculaire. Cette valvule est tendue, tout au fond de la fosse entre le pilier postérieur, la traverse musculaire et le plancher de l'oreillette, à la manière de la membrane du tympan au fond du conduit auditif.

Entre le repli valvulaire droit, la corne inférieure de la valvule semilunaire et la base du pilier postérieur, au-dessous de l'orifice de la veine cave postérieure, et là, où chez l'homme s'ouvre la veine coronaire, est l'ouverture d'une troisième veine cave, moins grande que celle des deux autres. La corne inférieure de la valvule semilunaire et un repli qui s'en détache pour se perdre sur le bord inférieur de l'orifice de la veine cave postérieure, forment une petite valvule en arcade au-devant de la partie supérieure de cette embouchure. C'est au-dessous de cette ouverture et dans une rigole dont est creusé en arrière le plancher de l'oreillette, que s'ouvre la veine coronaire, munie elle-même d'une petite arcade valvulaire.

La cavité de l'oreillette gauche est, dans sa région droite, horizontalement partagée en deux chambres par une cloison incomplète, jetée comme une sorte de pont du bord antérieur au bord postérieur, entre la fosse ovale et l'embouchure des veines pulmonaires.

La chambre supérieure, beaucoup plus spacieuse, correspond à presque tout le developpement de l'oreillette, un peu au-dessus du niveau du sillon circulaire. En avant, à gauche et en arrière, elle offre des colonnes musculaires qui embrassent, sous forme d'arcades verticales, le périmètre de la cavité ; à droite, au-dessus de la cloison, une cavité au fond de laquelle est tendue la valvule interauriculaire, mince, transparente, ovale, se terminant en avant par un repli développé en arcade au-dessus d'une petite cavité arrondie, qui est située en avant de la fosse.

La cloison horizontale, membraneuse et musculaire, de forme semilunaire, adhère, par son bord convexe, à la paroi interauriculaire et aux parois antérieure et postérieure de l'oreillette ; elle est libre par son bord concave. Sa corne antérieure et sa corne postérieure se continuent avec des faisceaux musculaires qui appartiennent aux parois de l'oreillette, et qui se réunissent au-dessus de l'angle gauche du cœur, de manière à former, avec le bord libre de la cloison, une ouverture arrondie, par laquelle la chambre supérieure communique largement avec la chambre inférieure. C'est sur ces faisceaux formant sphincter que se terminent les colonnes musculaires en arcades.

La chambre inférieure, moins spacieuse, offre, en bas, l'orifice auriculo-ventriculaire dont elle est l'embouchure, et, à droite, au-dessous de la cloison, une cavité infundibuliforme à la partie la plus élevée de laquelle, tout à-fait à droite et en arrière, s'ouvre l'orifice commun, très évasé, des veines pulmonaires.

L'orifice de l'artère pulmonaire a trois valvules sigmoïdes situées comme chez l'homme; l'artère est très renflée au-dessus de l'orifice, et ses sinus sont relativement considérables.

Le ventricule droit s'arrête, en bas, à la moitié de la hauteur du bord droit du cœur, et, à gauche, à la moitié de la surface antérieure par une ligne qui rejoint obliquement le bord droit.

La chambre pulmonaire est peu spacieuse. Sa paroi postérieure, lisse, est unie dans le sinus gauche par des faisceaux en arcades à la paroi antérieure qui offre la trace de pilastres longitudinaux nés, comme chez l'homme, du pourtour de l'orifice pulmonaire. Quelques petits cordages très fins unissent la paroi antérieure à la cloison, au niveau de l'ouverture de communication des deux chambres. Une arcade musculaire inférieure, très voisine du sommet du ventricule, limite en bas cette ouverture, qui est très grande. L'arcade supérieure la limite en haut. Née du haut de la cloison, elle se porte d'arrière en avant et de gauche à droite, jusqu'à la paroi antérieure et se confond avec un volumineux pilastre de cette paroi, en lui formant comme un pilier.

La chambre auriculaire est partagée, de haut en bas, par une valvule musculaire, épaisse, à peu près triangulaire. Attachée, par son bord supérieur le long de la lèvre droite de la fente en croissant qui constitue l'orifice auriculo-ventriculaire, par son bord postérieur le long du sinus droit postérieur, elle est libre et amincie par son bord antérieur, qui s'étend, de haut en bas et d'avant en arrière, depuis la commissure antérieure de la fente où la valvule se confond avec le pilastre de la paroi antérieure, jusqu'au sommet du ventricule. Cette valvule, jetée à la manière d'une écharpe sur la paroi bombée de la cloison, se moule par sa face concave sur la convexité de cette paroi un peu déprimée pour la recevoir, et est au contraire convexe par sa face opposée qui correspond à la paroi ventriculaire libre. Le pilastre de la paroi antérieure et l'arcade musculaire supérieure qui lui sert de pilier, unissent, en haut et à gauche, cette valvule à la paroi antérieure et à la cloison [1]. La valvule, lisse sur ses deux faces, est unie, par des faisceaux tendineux et musculaires, à la paroi ventriculaire près de son insertion, c'est-à-dire le long du sinus droit postérieur et le long du sinus horizontal supérieur. La paroi de la cloison est lisse. La paroi libre offre la trace de pilastres longitudinaux, et le pilastre antérieur.

La cavité du ventricule gauche s'étend jusqu'à la pointe du cœur.

Le tronc de l'aorte s'élargit notablement au-dessus de son orifice, et les sinus sigmoïdes sont considérables. La valvule sigmoïde antérieure repose sur le bord supérieur du ventricule, qui forme le plancher du sinus correspondant. Les deux autres valvules sont situées à droite et à gauche, et leur réunion se fait en arrière. Au niveau de l'union de chaque valvule latérale avec la valvule antérieure, et au-dessous de l'orifice, sont creusées, à droite sur la cloison, à gauche sur la paroi antérieure, deux rigoles longitudinales, limitées par des faisceaux musculaires qui s'écartent et se divisent en descendant vers le sommet du ventricule, de manière à former des pilastres, des sillons, et, dans la cavité du sommet, un petit réseau. Des filaments tendineux unissent ces faisceaux en traversant cette région de la cavité ventriculaire, qui est la chambre aortique.

L'anneau valvulaire est découpé en trois languettes. La

[1] Sur le pilastre de la paroi antérieure, existaient deux plaques arrondies, dures, d'une couleur noire, inégales en étendue, que j'avais d'abord prises pour une incrustation accidentelle de matière charbonneuse, et que j'ai retrouvées toutes pareilles sur un autre cœur de dindon.

valvule aortique plus large, plus haute, plus mobile, sépare en haut l'orifice aortique et l'orifice auriculaire, et, aussi, les deux chambres. Des radiations tendineuses font de cette valvule une arcade, en s'attachant, les unes, en arrière et un peu à droite à la paroi de la cloison, les autres, en avant et un peu à gauche à la paroi antérieure ; une valvule plus étroite forme en arrière, à gauche du sinus droit, une petite arcade dont les radiations, constituant le pilier droit, s'insèrent tout près des radiations postérieures de la valvule aortique sur une saillie musculaire de la cloison, dont les radiations, constituant le pilier gauche, s'attachent sur une saillie musculaire de la paroi postérieure. Une troisième valvule, plus large et plus longue, correspond au sinus gauche, et forme une arcade dont le pilier postérieur s'insère sur la saillie musculaire de la paroi postérieure, dont le pilier antérieur s'attache à une saillie musculaire de la paroi antérieure, à gauche et près des radiations antérieures de la valvule aortique. Entre cette troisième valvule et l'angle gauche du ventricule, est creusée une fossette assez considérable.

La chambre auriculaire est sillonnée de haut en bas par de petites rigoles, creusées entre des faisceaux musculaires saillants.

§ 3. — *Du volume du cœur.*

Le volume du cœur, considéré absolument, et relativement à la masse du corps, varie dans chaque espèce animale en raison de plusieurs conditions, telles que l'âge, le sexe, la taille, etc. D'une espèce à une autre, le volume, soit absolu, soit relatif, offre des différences considérables. La loi de ces différences n'est pas encore bien connue, et n'est pas simple. S'il est vrai que le volume du cœur augmente très généralement en raison du degré d'élévation de l'espèce dans l'échelle animale, les exceptions sont trop nombreuses et trop importantes pour qu'il soit possible de reconnaître, dans le fait le plus général, l'expression d'une loi ; il n'exprime pas une loi de classe, puisque les oiseaux ont le cœur plus volumineux que les mammifères ; il n'exprime pas davantage une loi d'espèce, de genre, de famille dans la même classe, puisque dans la classe des mammifères, le cœur du lièvre est relativement plus volumineux que le cœur du lapin, du chat, du singe et de l'homme. Le rang de l'espèce, dans l'échelle animale, n'est donc pas la seule, ni, peut-être même, la principale condition qui règle le volume du cœur. Tout porte à croire que l'activité locomotrice doit être mise au nombre des conditions les plus influentes. Quant à un rapport entre le volume du cœur et le développement de certaines facultés morales, du courage notamment, rapport que les anciens ont généralement admis, que les modernes n'ont pas constamment nié, et que toutes les langues consacrent, il n'est pourtant qu'une chimère.

Un coup d'œil jeté sur le tableau des faits que j'ai recueillis, suffira pour faire juger les différences de volume que présente le cœur des animaux suivant l'espèce, et pour faire reconnaître la vérité des propositions que j'ai avancées à ce sujet.

(Suit le tableau.)

				Poids du cœur. k.	Poids du corps. k.	Proportion à 1,000.
Mammifères.	Bimanes.	Homme.	Mâle, 45 ans, grande taille, maigre.	0,284.00	53,000	5.35
		Enfant.	De 1 à 2 semaines, N° 1..........	0,018.40		
		d°	d° N° 2..........	0,015.20		
		d°	d° N° 3..........	0,013.60		
		d°	Moyenne...................	0,015.70		
		Fœtus à terme.	Moyenne de 10 observ. Orfila[1].	0,014.75	2.468	5.97
		Fœtus.	De 5 mois et demi..............	0,002.72	0,440	6.18
		d°	De 4 mois et demi..............	0,002.45	0,322	7.60
	Quadrumanes.	Singe.	Espèce indéterminée...........	0,020.00	3,050	6.55
	Carnassiers.	Chien.	Adulte, mâle...................	0,049.00	9,120	5.36
		Chat.	Adulte, femelle, très grasse......	0,020.07	4,200	4.77
	Rongeurs.	Lièvre.	Adulte, femelle................	0,034.00	3,750	9.07
		Lapin.	Adulte, femelle, grasse.........	0,008.62	2,593	3.32
	Solipèdes.	Cheval.	....	1,475.00		
	Pachydermes.	Cochon.	Jeune, gras...................	0,097.00	14,500	6.69
	Ruminans.	Mouton.	Adulte, femelle, grasse........	0,182.05	28,000	6.50
		Veau.	Mâle, gras....................	0,485.00	68,000	7.13
Oiseaux.	Gallinacés.	Coq.	Adulte, gras..................	0,011.05	1,600	6.90
	Passereaux.	Moineau.	....	0,000.26	0,027	9.63
Reptiles.	Batraciens.	Crapaud.	....	0,000.14	0,044.50	3.10
		Grenouille.	....	0,000.10	0,058	1.72
Poissons.	Osseux.	Anguille.	....	0,001.30	0,687	1.89

[1] *Médecine légale*, t. I, p. 318.

§ 4. — *De la forme du cœur.*

La forme du cœur ne varie pas moins que le volume, dans les diverses espèces animales. Les différences de forme ont plus d'importance et offrent plus d'intérêt, en ce qu'elles sont généralement corrélatives à des différences de structure qui influent sur le mode de la fonction. Elles sont aussi beaucoup plus caractéristiques du degré d'élévation de l'espèce dans l'échelle animale. Les types que j'ai décrits pour chacune des quatre grandes classes d'animaux vertébrés expriment, sinon toutes les différences de forme du cœur, au moins les plus tranchées et les plus importantes. Ces différences portent essentiellement sur le nombre des cavités, sur leur forme et leur situation relative, sur le mode de leurs communications.

Dans les deux premières classes, le nombre, la forme et la situation relative des cavités, fournissent les caractères principaux, et l'on peut admettre que, plus ces conditions se rapprochent de celles qui appartiennent aux animaux des deux classes supérieures, et plus le cœur assigne à l'animal un rang élevé dans l'échelle. Mais, en faisant abstraction des différences qui séparent ces deux classes, le mode de communication des cavités auriculo-ventriculaires est l'élément qui fournit, le plus nettement et le plus constamment, les signes caractéristiques du perfectionnement de l'organe, et du rang de l'espèce animale.

En effet, chez les reptiles et les poissons, l'ouverture de communication est dépourvue de valvules, ou simplement garnie de voiles membraneux à bord libre flottant. L'occlusion de l'ouverture est principalement réalisée par la contraction de son pourtour musculaire.

Dans les oiseaux, un appareil valvulaire plus compliqué et réellement actif commence à se manifester. L'ouverture auriculo-ventriculaire droite est activement fermée par la contraction d'une valvule musculaire, dédoublement de la paroi antérieure, qui représente le plan des chefs ascendants du ventricule droit de l'homme. L'ouverture auriculo-ventriculaire gauche est munie d'un anneau profondément découpé en trois valvules, retenues par des radiations tendineuses qui se fixent sur des saillies musculaires des parois. Du côté droit, l'occlusion de l'ouverture est absolument active ; du côté gauche, l'occlusion est presque exclusivement déterminée par la contraction du pourtour de l'orifice, et par le jeu passif des valvules.

Dans les mammifères, l'appareil valvulaire de l'orifice auriculo-ventriculaire droit devient plus composé. Il consiste en un anneau membraneux, découpé en trois valvules retenues par des radiations tendineuses qui se fixent à des mamelons et à des colonnes musculaires. L'appareil valvulaire du côté gauche revêt le type qui appartient aux animaux les plus élevés, un anneau membraneux découpé en deux valvules retenues par des radiations qui se fixent au sommet de deux volumineuses colonnes. Des deux côtés, l'action de ces muscles spéciaux prend une part plus ou moins grande à l'occlusion des ouvertures, que concourent à réaliser et la contraction des sphincters et le jeu passif des valvules.

Enfin, chez l'homme, le plus haut degré de perfectionnement du cœur se traduit, dans la structure par le perfectionnement de l'appareil valvulaire des deux côtés, et dans la fonction par la part principale que prend, à l'occlusion des orifices, l'action des muscles spéciaux de l'appareil.

L'exposé rapide des différences offertes par l'appareil valvulaire, dans un certain nombre d'espèces de mammifères appartenant aux principales familles, fournira, je pense, la preuve que la loi qui établit un rapport entre le degré de perfectionnement des appareils valvulaires, et le degré d'élévation dans l'échelle animale, est encore vraie, de famille à famille, dans les classes supérieures, et peut, en conséquence, être considérée comme une loi générale.

1º *Conformation de l'appareil valvulaire dans le ventricule droit.*

Singe.

La disposition intérieure du ventricule droit reproduit exactement le type de l'homme, et n'en diffère que par quelques détails très accessoires Les colonnes du groupe postérieur sont plus séparées. Celle qui forme le pilier postérieur de l'arcade droite est détachée des deux autres, est plus voisine de la colonne antérieure, et naît de la cloison. La valvule postérieure est plus mobile, et ses cordages sont plus longs. Les pilastres sont plus détachés, plus saillants, partout et notamment sur la cloison.

Chien.

L'arcade musculaire supérieure, le mamelon supérieur, les faisceaux en arcades du sinus gauche, et des traces de pilastres existent dans la chambre pulmonaire. Un ligament fibreux, tendu de la base de la colonne antérieure à la paroi antérieure, traverse en bas l'ouverture de communication des deux chambres. Les radiations tendineuses nées du mamelon supérieur forment le pilier postérieur de l'arcade gauche. Une colonne antérieure, courte, large, née de la cloison, sert de pilier commun aux radiations antérieures des arcades gauche et droite. Une colonne postérieure, née aussi de la cloison plus haut et plus à droite, près du sinus, fournit des radiations à la commissure droite de l'anneau. Une colonne intermédiaire, née aussi de la cloison, fournit des radiations à la portion antérieure intermédiaire de l'anneau. Les radiations de la valvule postérieure s'insèrent immédiament à la cloison; les gauches, très fines, s'attachent au pied du mamelon supérieur.

Chat.

Le pilastre postérieur se dessine en relief, sous forme de colonne; il donne naissance, au-dessous de l'arcade, au mamelon supérieur qui est volumineux ; il se continue en bas avec la colonne antérieure par l'arcade musculaire inférieure, et avec la paroi antérieure par un faisceau, qui forme cloison à claire-voie entre les deux chambres, au-dessous de l'arcade musculaire inférieure. Le mamelon inférieur n'existe pas.

La colonne antérieure simple, plate, naît de la paroi antérieure, est en communication avec le pilastre postérieur par l'arcade musculaire inférieure. Elle s'attache immédiatement, par son sommet qui devient aponévrotique, à l'anneau valvulaire, au-dessus de son bord libre, et elle donne, par ses côtés, insertion à de courtes et fines radiations qui forment des piliers aux arcades gauche et droite.

Les colonnes postérieures naissent de la cloison.

Une première colonne, gauche, applatie, plus longue et plus volumineuse que la colonne antérieure, naît de la cloison, monte le long de cette cloison, de manière à ce que dans le rapprochement des colonnes, l'antérieure s'applique le long de son côté gauche. Elle se termine, comme la colonne antérieure, par une expansion aponevrotique qui s'insère sur l'anneau, au-delà de son bord libre, et elle donne naissance sur ses cotés à quelques radiations fines et courtes, qui s'insèrent au bord libre de l'anneau, formant le pilier antérieur de l'arcade droite, et, en outre, une petite arcade surnuméraire. Par son bord droit, elle recouvre un peu la deuxième colonne, et lui est unie vers sa base par une bride aponévrotique.

La deuxième colonne, de même forme, plus courte et plus volumineuse, se termine par quelques radiations qui forment le pilier postérieur de l'arcade droite. Elle recouvre, par son bord droit, un faisceau musculaire longitudinal, de même forme, mais adhérent à la cloison et se terminant par un petit mamelon, d'où quelques radiations se portent vers la commissure droite de l'anneau. La valvule postérieure, courte et peu mobile, reçoit ses radiations de la cloison immédiatement, et à droite, par un petit mamelon détaché.

Lièvre.

La fossette de l'angle pulmonaire est considérable.

Le pilastre postérieur est à peine indiqué. Une éminence correspond au mamelon supérieur, et donne insertion à un faisceau de 2 à 3 filaments, pilier postérieur de l'arcade gauche.

La colonne antérieure, courte, volumineuse, nait de la cloison au niveau du sommet de la chambre pulmonaire, adhère à la paroi antérieure par des brides musculo-tendineuses qui représentent l'arcade musculaire inférieure. De son sommet bifide naissent deux faisceaux de radiations tendineuses, qui forment les piliers antérieurs des arcades gauche et droite. La colonne postérieure est représentée par un ou deux mamelons, qui naissent de la cloison à droite et un peu au-dessus de la colonne antérieure, et qui envoient un petit nombre de radiations à la région droite de l'arc antérieur de l'anneau jusqu'à sa commissure. La valvule postérieure large, courte et peu mobile, reçoit de la cloison, immédiatement et tout le long de son bord, ses radiations qui ne forment pas d'arcade postérieure.

Cheval.

Le pilastre postérieur est à peine indiqué par une saillie de la cloison. Il n'y a ni mamelon supérieur, ni mamelon inférieur. Les radiations tendineuses correspondantes naissent immédiatement de la cloison. Une bride tendineuse, née de la paroi antérieure un peu au-dessous de la colonne antérieure , se porte en arrière et se divise en deux tendons qui vont s'attacher, le supérieur à la partie moyenne, l'inférieur à la partie inférieure de la cloison , au niveau de l'ouverture de communication des deux chambres. Il n'y a pas d'arcade musculaire inférieure.

La colonne antérieure , très-courte mais très-large , se détache de la paroi antérieure vers le milieu de sa hauteur; son sommet divisé fournit, par trois digitations principales , insertion à des radiations tendineuses, distribuées à l'arc antérieur de l'anneau. De la cloison , à gauche du sinus , naît un volumineux pilastre , qui ne se détache que par son bord droit , et qui, par son sommet , donne naissance à plusieurs faisceaux de radiations, distribués à la région droite, antérieure et postérieure de l'anneau.

Les languettes des arcades gauche et droite sont très-longues; la languette de la cloison est plus courte , plus étroite , et retenue en arrière par des brides ; les échancrures, intermédiaires aux languettes, sont très-profondes.

Cochon.

Le pilastre postérieur offre en haut, au-dessous de l'arcade supérieure, une éminence qui correspond au mamelon supérieur, et d'où naissent, tout-à-fait en haut, les radiations postérieures de l'arcade gauche, plus bas, un cordon tendineux qui se dirige, de haut en bas et d'arrière en avant, vers la paroi antérieure, où il s'insère à la base de la colonne antérieure. De petits cordages unissent ce cordon à l'arcade gauche et au sinus gauche. Le mamelon inférieur est uni par des brides à ce cordon, et donne naissance aux radiations gauches de la valvule postérieure. La colonne antérieure simple, pyramidale, donne attache, sur les côtés et sur le sommet de sa pointe, aux radiations qui se rendent à l'arc antérieur de l'anneau, et forment les piliers antérieurs des arcades gauche et droite. La colonne postérieure est représentée par trois mamelons qui naissent de la cloison à gauche du sinus droit; un de ces mamelons plus volumineux, situé plus à gauche, fournit les radiations droites de l'arcade postérieure; un mamelon moins volumineux, situé à droite du précédent, fournit les radiations du pilier postérieur de l'arcade droite; un troisième mamelon encore plus petit, naît d'un point plus élevé de la cloison, et fournit des radiations à la portion de l'anneau intermédiaire aux valvules postérieure et droite. L'arcade postérieure est largement ouverte, sa languette est large, haute et très-mobile. La languette gauche est plus étroite, la droite est encore plus étroite et plus courte.

Mouton.

Le pilastre postérieur, peu prononcé, donne naissance, sous l'arcade au mamelon supérieur, vers le milieu de l'ouverture des deux chambres à un gros cordon qui traverse, d'arrière en avant et de haut en bas, cette ouverture, et qui, tendineux près de la cloison, devient musculaire en s'insérant à la paroi antérieure par une racine commune à ce cordon et à la colonne antérieure. Un cordage fibreux, né à angle droit du milieu du cordon, va s'attacher à la cloison, en se dirigeant à droite, en arrière et en bas.

La colonne antérieure, large et courte, née de la paroi antérieure vers le milieu de la hauteur du ventricule, donne insertion aux radiations de l'arc antérieur de l'anneau. Tout-à-fait en arrière dans le sinus postérieur, se détache de la cloison une colonne qui forme le pilier de l'arcade droite. De la cloison, tout près de cette colonne et à sa gauche, naissent des mamelons qui fournissent insertion aux radiations de l'arc postérieur. La languette droite est large et longue, la gauche étroite et plus courte. La languette postérieure a pour pilier gauche, des filamens qui naissent de la cloison au niveau de la racine du cordon transversal, et de ce cordon même. En face de la colonne antérieure, la cloison offre une dépression propre à la loger lors du rapprochement.

Veau.

La disposition intérieure du ventricule droit est la même que chez le mouton. Un cordon rond est transversalement tendu de la cloison à la base de la colonne antérieure, au niveau de l'ouverture de communication ; mais ce cordon est plus petit, simplement tendineux, et dépourvu de frein fibreux. Le groupe des colonnes postérieures est réuni en une seule masse à sommet digité.

La cloison offre, à gauche et le long de la colonne postérieure, une dépression pour recevoir la saillie arrondie de la colonne antérieure au moment du rapprochement.

2° *Conformation de l'appareil valvulaire dans le ventricule gauche.*

Singe.

Comparé à ce qu'il est chez l'homme, l'appareil valvulaire offre les différences suivantes. La colonne postérieure, moins volumineuse, présente, entre les deux fûts qui la constituent, une gouttière longitudinale, et donne, par son sommet insertion à des radiations tendineuses, dont la disposition en hémicycle est moins régulière. La colonne antérieure est principalement représentée par un fût volumineux, qui forme le pilier antérieur de l'arcade droite, et qui s'engrène avec la gouttière de la colonne postérieure. Les autres digitations sont isolées, et naissent de la paroi antérieure, de manière à constituer un groupe et une disposition en hémicycle, peu réguliers.

Chien.

Les deux colonnes du ventricule gauche sont larges, courtes ; elles adhèrent aux parois dans toute leur hauteur, se correspondent exactement par leurs faces opposées, presque planes; l'antérieure, un peu plus haute, s'engrène très superficiellement avec une dépression longitudinale de la postérieure. Le côté droit des colonnes, vers leur sommet, est uni aux parois par des cordons fibreux.

Chat.

Les deux colonnes s'engrènent superficiellement, l'antérieure s'engageant dans une gouttière longitudinale de la postérieure, surtout par son sommet. La disposition des radiations en hémicycle est peu régulière. Le sommet des colonnes est digité. Des cordages unissent les colonnes entre elles et avec les parois.

Lièvre.

Les deux colonnes antérieure et postérieure sont volumineuses. La postérieure offre une dépression longitudinale, plus profonde vers son sommet. La colonne antérieure se termine en forme de massue par un sommet arrondi qui dépasse le sommet de la colonne postérieure, et s'appuie sur la dépression de ce sommet, dans le rapprochement des colonnes qui détermine un engrènement peu prononcé.

Cheval.

Deux énormes colonnes, larges, épaisses, naissent, en face l'une de l'autre, des parois antérieure et postérieure auxquelles elles adhèrent jusqu'à une petite distance de leur sommet. Le sommet de la colonne postérieure est oblique de droite à gauche, et se termine à gauche par une saillie pointue qui s'élève jusqu'à la fossette de l'angle gauche; il est taillé en biseau sur sa face antérieure, et est creusé d'une gouttière peu profonde. Le sommet de la colonne antérieure est bifurqué, et bombé sur sa face postérieure au-dessous de cette bifurcation. Il dépasse le sommet de la colonne postérieure, et, dans l'état de rapprochement, sa partie bombée s'engrène avec la dépression du sommet de la colonne opposée. La disposition des radiations en hémicycle n'est qu'indiquée. De la partie droite de chaque colonne, près de son sommet, naît un fort tendon, qui va se fixer par plusieurs divisions aux parois antérieure et postérieure de la chambre auriculaire

Cochon.

Les deux colonnes se correspondent par deux surfaces planes qui s'adaptent exactement l'une à l'autre sans engrènement. Les hémicycles sont à peine indiqués.

Mouton.

Les colonnes antérieure et postérieure constituent deux masses saillantes très volumineuses, qui se terminent par des digitations, qui se couronnent de radiations disposées en hemicycles peu réguliers, et qui s'adaptent exactement l'une à l'autre dans leur rapprochement. La colonne antérieure dépasse par son sommet la colonne postérieure, et son mamelon droit, lors du rapprochement, remplit une gouttière dont est creusé le sommet de la colonne postérieure. Des ligaments tendineux unissent les colonnes entre elles, et avec les parois.

Veau.

La disposition est la même que dans le mouton. Le sommet des colonnes, oblique de droite à gauche, se termine à angle aigu par une digitation gauche, qui se rapproche presque jusqu'au contact de l'anneau valvulaire.

§ 5. — *Description comparative de deux cœurs de fœtus.*

1° Cœur d'un fœtus de quatre mois et demi.

Conformation extérieure.

Le ventricule droit forme les trois-quarts de la masse ventriculaire. Le sillon antérieur est vertical, et sépare la face antérieure en deux parties, l'une droite, qui en occupe les quatre cinquièmes en largeur, et qui est plus haute d'un cinquième environ; l'autre gauche, plus courte et plus étroite. Le sillon postérieur, vertical, partage la face postérieure en deux parties moins inégales, la partie droite étant encore la plus large et la plus haute. Le sommet de la masse ventriculaire est exclusivement constitué par le sommet du ventricule droit. L'échancrure qui réunit les deux sillons, existe sur le bord gauche de la masse ventriculaire, à gauche et au-dessus du sommet commun du ventricule droit et du cœur.

La masse des oreillettes a en arrière presque autant de hauteur que la masse ventriculaire. Les appendices sont volumineuses, et forment environ le tiers de chaque oreillette; la droite dépasse en avant le niveau de l'aorte, et s'appuie par son sommet sur l'artère pulmonaire; la gauche descend sur le ventricule gauche, au-dessous de l'orifice pulmonaire. L'intervalle de la veine cave supérieure à la veine cave inférieure, et le pont qui unit leurs orifices, ont plus de longueur, relativement, que chez l'adulte. L'orifice de la veine cave inférieure est percé plus haut que chez l'adulte, à une distance beaucoup plus grande du sillon circulaire.

L'artère pulmonaire se sépare de la masse ventriculaire, plus près de l'angle gauche que de l'angle droit. Elle se renfle au-dessus de son orifice, sous forme de baril, donne naissance, en arrière et à gauche, à l'artère pulmonaire gauche, en arrière et à droite, à l'artère pulmonaire droite, et se continue par le canal artériel jusqu'à la rencontre de l'aorte, dont elle surpasse le calibre du double au moins, même après avoir fourni les deux divisions pulmonaires.

Conformation intérieure. Cavité auriculaire droite.

Sauf sa capacité plus grande, sa forme plus arrondie et le développement relativement plus considérable de la cavité et de l'orifice de l'appendice, la cavité auriculaire droite ne diffère notablement de ce qu'elle est chez l'enfant nouveau né et l'adulte, que par la disposition de ses ouvertures de communication avec la veine cave inférieure, et avec l'oreillette gauche.

L'orifice de la veine cave inférieure occupe la moitié supérieure de la hauteur de l'oreillette, en arrière, à côté de la cloison; l'autre moitié est occupée par la fosse de la veine coronaire. L'orifice de la veine cave inférieure est circonscrit, à droite et en bas, par un repli considérable, la valvule d'Eustachi, à gauche, par un repli moins étendu, en forme de faulx, qui fait partie de l'anneau interauriculaire. Ces deux replis forment à ce vaisseau une sorte d'embouchure saillante dans la cavité de l'oreillette.

La valvule d'Eustachi, qui est la lèvre droite de cette embouchure, a la forme d'un croissant à cornes fort inégales.

La corne supérieure commence au niveau du bord postérieur et droit de l'embouchure de la veine cave supérieure, par un repli très mince qui longe la portion de l'oreillette intermédiaire aux deux veines, jusqu'au bord supérieur de l'orifice de la veine cave inférieure. A partir de ce point, le repli s'élargit de plus en plus, et constitue le corps du croissant, qui contourne l'orifice de haut en bas et de droite à gauche, jusqu'à l'anneau interauriculaire, en formant une sorte de pont entre l'orifice et la fosse coronaire. La corne inférieure longe, en se rétrécissant rapidement, l'arc inférieur de l'anneau interauriculaire jusqu'au delà de son milieu.

Le repli, qui forme la lèvre gauche de l'embouchure, longe le bord gauche de l'orifice jusqu'à la rencontre de la valvule d'Eustachi. Son bord libre est séparé de la valvule interauriculaire par une rainure. Il a la forme d'un croissant dont la corne inférieure se continue avec l'arc inférieur de l'anneau.

La valvule, dans son ensemble, est constituée par un repli semi-lunaire, à bord libre incliné du côté de l'orifice de la veine cave inférieure, et sépare, par une cloison incomplète, cet orifice de la région postérieure de la cavité auriculaire, à droite, de la fosse coronaire, en bas. Le bord libre de la valvule représente une arcade tournée à gauche, en avant et en haut. La corne supérieure est dirigée de haut en bas et d'avant en arrière; le corps est oblique de droite à gauche; la corne antérieure est dirigée d'arrière en avant, de droite à gauche et un peu de bas en haut. En s'unissant, par une partie de son corps et par sa corne inférieure, avec l'anneau interauriculaire, elle forme au niveau du bord inférieur de l'orifice de la veine cave inférieure, une rigole élargie en arrière, sous forme de moitié d'entonnoir, rétrécie à angle aigu en avant, rigole dont la corne inférieure de la valvule d'Eustachi et la portion postérieure inférieure de l'anneau interauriculaire forment les côtés, et dont le fond se continue, par la valvule d'Eustachi, avec la veine elle-même.

L'ouverture interauriculaire, qui remplace la fosse ovale, occupe presque toute l'étendue de l'adossement des deux oreillettes. L'anneau interauriculaire, qui en forme le pourtour, est ainsi constitué. Du sinus gauche, au-dessous de l'orifice de la veine cave supérieure et au niveau de l'orifice de l'appendice, naît, par un pilier transversal, une arcade qui s'étend d'avant en arrière, au-dessus de l'ouverture interauriculaire, jusqu'à la partie gauche de l'orifice de la veine cave supérieure, s'élargissant d'abord en forme de voûte, puis se retrécissant en arrière pour se continuer avec l'arc postérieur de l'anneau et son repli. L'arc inférieur, au delà du point où se termine la rigole, acquiert plus de hauteur, s'aplatit et s'élargit de manière à se continuer par une surface plane, avec la portion triangulaire du plancher de l'oreillette droite. En avant, à une certaine distance du pilier antérieur de l'arcade supérieure, et plus près de la cavité auriculaire gauche, existe un repli à bord concave libre et tourné en arrière, qui se perd, en bas sur l'arc inférieur de l'anneau, en haut sur la voûte de l'arc supérieur, et qui constitue l'arc antérieur.

La valvule interauriculaire, qui est appliquée contre l'anneau du côté de la cavité auriculaire gauche, et qui appartient réellement à cette cavité, apparaît du côté de la cavité auriculaire droite, sous la forme d'une cloison membraneuse disposée en croissant de manière à boucher la moitié postérieure, et à laisser libre la moitié antérieure de l'ouverture interauriculaire. La valvule adhère au côté gauche de l'anneau par son bord convexe; et entre elle et le bord de l'anneau existe, en arrière et en bas, une rainure. Par son bord concave elle est libre, et concourt avec la portion antérieure de l'anneau, à circonscrire l'ouverture de communication.

Cavité auriculaire gauche.

La cavité auriculaire gauche offre une disposition très différente de celle qui appartient à l'adulte.

L'orifice auriculo-ventriculaire, ouverture ovalaire dirigée obliquement de droite à gauche et d'avant en arrière, dans un plan horizontal, occupe la base de la cavité. Son pourtour antérieur et gauche se continue, par une surface plane, avec la cavité de l'appendice dont la capacité et l'orifice sont relativement considérables. Son pourtour postérieur et droit se relève un peu en plan incliné, pour se continuer : 1° en avant, avec une fossette qui correspond à l'ouverture de communication, et qui est separée de cette ouverture par le repli peu saillant qui forme l'arc antérieur de l'anneau inter-auriculaire ; 2° dans sa partie moyenne, avec la valvule interauriculaire ; 3° en arrière, avec la paroi postérieure de l'oreillette.

Au-dessus et en avant de l'orifice de l'appendice s'ouvrent, par une embouchure circulaire commune, les veines pulmonaires gauches antérieure et postérieure. Au-dessus du plan incliné de bas en haut et à droite, que représentent la fossette antérieure, surmontée de l'ouverture de communication, et la valvule interauriculaire, la cavité de l'oreillette, renflée, forme une embouchure commune aux deux veines pulmonaires droites.

La valvule interauriculaire, qui a la forme d'un croissant, adhère, par la partie convexe de sa corne inférieure, à la partie moyenne du pourtour postérieur de l'orifice auriculo-ventriculaire ; par la partie convexe de son corps, à la paroi postérieure de l'oreillette ; par la partie convexe de sa corne supérieure, à la lèvre inférieure de l'embouchure commune aux veines pulmonaires droites, jusqu'à la paroi antérieure de l'oreillette, près du sillon interauriculaire antérieur. Son bord libre, concave, concourt à former en arrière, en haut et en bas, le pourtour de l'ouverture de communication. La corne supérieure se continue avec la partie supérieure du repli qui forme l'arc antérieur de l'anneau interauriculaire ; la corne inférieure se continue avec la partie inférieure du même repli, de manière à ce que ce repli constitue, en avant, le complément du pourtour de l'ouverture de communication. La portion supérieure de la valvule qui est attachée le long de la lèvre inférieure de l'embouchure des veines pulmonaires, et qui forme, de haut en bas, un plan doublement incliné d'avant en arrière et de droite à gauche, prolongé, au-dedans de la cavité de l'oreillette gauche et en arrière de l'ouverture de communication,

l'embouchure des veines pulmonaires , de manière à éloigner
de l'ouverture de communication le sang versé par ces veines
dans l'oreillette gauche.

Cavité ventriculaire droite.

L'appendice conoïdale est courte. La fossette de l'angle
pulmonaire est grande. La partie inférieure de la chambre
pulmonaire descend très bas , et est grande. Le pilastre postérieur et l'arcade musculaire inférieure se décomposent en
pilastres multiples. Les colonnes antérieure et postérieure
sont plus courtes. La paroi de la cloison est moins bombée.
La cavité du sommet est grande, et s'étend jusqu'à la pointe
du cœur. Les points d'insertion des radiations tendineuses et
la forme de l'anneau reproduisent le type de l'adulte.

Cavité ventriculaire gauche.

Elle est courte , étroite; le système des colonnes et des
radiations n'est qu'ébauché ; l'anneau valvulaire a un développement relatif considérable. Les parois propres sont un
peu plus épaisses que celles du ventricule droit. Les colonnes
forment un réseau très fin. La cavité s'arrête au bord gauche
du cœur, un peu au-dessus de son sommet.

2° Cœur d'un fœtus de cinq mois et demi.

Conformation extérieure.

Le ventricule droit forme les deux tiers de la face antérieure, et le tiers de la face postérieure. Le sillon antérieur
est oblique. Le sillon postérieur est vertical. Ils se réunissent
en formant une échancrure , sur le bord droit, près du sommet du cœur, de manière à simuler une bifurcation de la
pointe du cœur. Le sommet du ventricule gauche descend
plus bas et forme réellement le sommet du cœur.

L'artère pulmonaire naît plus près de l'angle gauche. Sa partie renflée est seulement égale en calibre à l'aorte.

La masse des oreillettes n'a de hauteur, en arrière, que la moitié de la hauteur de la masse ventriculaire. L'appendice auriculaire gauche descend jusque vers la moitié de la hauteur du ventricule gauche, sur sa face antérieure et son bord gauche.

Conformation intérieure. Cavité auriculaire droite.

La fosse coronaire est moins profonde. La valvule de Thébésius existe. La valvule d'Eustachi, moins oblique dans son corps, n'atteint pas, par sa corne supérieure plus courte, l'embouchure de la veine cave supérieure. Le repli du bord gauche est beaucoup moins prononcé ; et la rigole est limitée par la corne inférieure de la valvule d'Eustachi, et par la corne inférieure de la valvule interauriculaire. La valvule interauriculaire bouche les trois-quarts de l'ouverture de communication

L'arc supérieur et l'arc antérieur de l'anneau interauriculaire ont acquis plus de hauteur, et indiquent davantage un commencement de cloison.

Cavité auriculaire gauche.

La fossette située au-dessous de l'ouverture de communication n'existe plus. L'arc antérieur de l'anneau interauriculaire s'est élargi, et une fossette lui correspond.

L'embouchure commune aux veines pulmonaires droites a beaucoup moins d'ampleur.

La valvule est moins inclinée ; sa corne supérieure croise l'arc antérieur de l'anneau interauriculaire, le dépasse en lui adhérent, et se fixe au-dessus de la fossette près de la paroi auriculaire antérieure ; la corne inférieure se termine au pied de l'arc antérieur, dont elle semble continuer le bord libre. La valvule n'est pas tendue, et elle bombe par son corps du côté de l'oreillette gauche.

Cavité ventriculaire droite.

L'appendice conoïdale est plus développée. La portion inférieure de la chambre pulmonaire se rétrécit en pointe. La fossette de l'angle est encore considérable. Le sommet du ventricule est sur le bord droit, et n'atteint pas la pointe du cœur. Les colonnes ont plus de longueur. Les pilastres sont moins divisés.

Cavité ventriculaire gauche.

Le système des colonnes, des radiations et de l'anneau est développé d'après le type de l'adulte. Les pilastres sont plus multipliés, les réseaux plus fins. La cavité atteint le sommet du cœur.

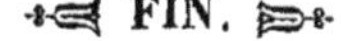

FIN.

TABLE DES MATIÈRES.

APPENDICE.